じつは怖い外食

サラリーマンランチ・
ファミリー外食に潜む25の危険

南 清貴

ワニブックス
|PLUS|新書

目次

序　章

この本の企画がまとまったのが２０１３年の夏。その後、執筆中に、ホテルや百貨店での食品偽装問題が発覚し、世間を騒がせた。

一連の食品偽装問題の中で、「信頼」ということに重きを置いていたはずの「ザ・リッツ・カールトンホテル大阪」までが偽装していたのには驚き、あきれ、落胆した。ご存じの方も多かろうと思うが「ザ・リッツ・カールトンホテル」には「クレド」というものがある。これは、ラテン語で「志」「信条」「約束」というような意味を表す言葉で、「ザ・リッツ・カールトンホテル」の従業員はそれをコンパクトにまとめたものを常に携帯しているそうだ。そこにはたいそう立派なことが書かれており、このホテルがクレドを導入した後にさまざまな企業がそれを真似て自社のクレドを創ったといわれている。宿泊料金や、飲食の料金なども他のホテルと比べて割高ではあるが、客はクレドに書かれている「お客様への心のこもったおもてなし」や「快適さの提供」「心あたたまる、くつろいだ、洗練された雰囲気」「最高のパーソナル・サービスと施設」「感覚を満たすここちよさ」「満ち足りた幸福感」「希望やニーズを先読みしておこたえするサービスの心」を信じて、このホテルにお金を支払っていたわけである。しかし、ホテル内のレストランやロビーラウンジで提供されていた「フレッシュジュース」がパック詰めの既製品のストレートジュースをグラスに移し替えただけのものであったり、ルームサービスメニューで「自家製パン」と称して出していたものが、本当は納品された冷凍パンだったり、料理に使われている「芝エビ」がじつは「バナメイエビ」と呼ばれるもので、その仕入れ値は「芝エビ」の約半分の安物であったり、海外産の「ブラックタイガー」を「クルマエビ」と偽っていたりと、なんだか偽装のオンパレードのようになってしまって、客から見れば、もう何を信じたらよいのか分からない状態となってしまった。プライドを持ってこのホテルで働いていた従業員は、クレドを胸ポケットに収めたままどんな気持ちでお客様にジュースを出し、パンを運んでいたのだろうか。それを想像すると彼らが少し気の毒である。

ホテル経営という観点からすれば、宿泊と飲食を分けて考えた場合、収益率という点では宿泊事業のほうが上だが、コストカットしやすいのは飲食部門なのである。しかも、努力を重ねて原価率を落としていくのと、食品を偽装して原価を落とすのとどちらが簡単かと問えば、後者のほうがたやすいことは、素人でも分かることだ。これはこのホテルに限ったことではない。飲食店はどこも、客をだましてでもコストを落とさなければやっていけないところまで追い込まれているのが現実だ。言い方を変えると、明確なコンセプトを打ち立て、立派なクレドを持っていたとしても、それだけでは健全な飲食店経営を続けていくことができない、ということでもある。しかしまた、明確なコンセプトを持っていなければ、そしてそれを長期間にわたって日々実践に結びつけることができなければ、端から成功はおぼつかないだろう。

これら一連の事件で分かったのは、消費者は知らぬ間に、気付かないくらいの静けさでヒタヒタと忍び寄るだましのテクニックにひっかかっていたということだ。これはひとえに利益至上主義が生み出したもので、その背後には「食」に対する消費者の無知と無関心が存在していると私は思っている。自分が、また家族が食べるものの価値基準が価格だけになっているのではないか。はたして私たちは、食べているもののことをどれだけ知っているのか。なんとなく食べに行っている飲食店では実際、何が行われているのか。消費者が知るべきことが多々あると思っている。そして読者の皆さんが、自分にふさわしい食べものや飲食店を選択できるようになることが、私の唯一の願いだ。

私が「食」という分野に関わるようになったのは、1995年のことだ。レストラン業から始まり、現在のフードプロデュースと形は変えながら、20年近く飲食業界に身を置いている。

「飲食店は失敗の確率が高い」「たとえうまくいったとしても単店ではさしたる収益があげられものでもない」「しかも、これまでやってきたこととはまったく畑違いの業種である」「ネガティブ要素ばかりのことに、今さらチャレンジする必要があるのか。やめておいたほうが無難だ」……友人・知人の誰もが無謀だと言った。

そういう大半の意見に逆らって、私がレストラン「キヨズキッチン」をオープンさせたのには、もちろん理由《わけ》がある。

当時、私は整体指導者として多くの方々の体を拝見し、「食」が根本原因で体を壊している方が相当数いることが分かっていた。その根本原因を解決しなければ、いくら整体を受けても元の木阿弥となるのではないかという思いから、徹底的に体のためを考えた飲食店をやることを決意していたのだ。

初めは、自分で飲食店を開くことなど考えてもおらず、体のことを指導する者として自信を持って推薦できる飲食店がいくつかはあるだろうと思ってずいぶんと探したのだが、案に相違して一軒として自分の理想に近い店が見つからなかった。それならばと、正しい栄養学に基づいて食事のことを教えている学校や料理教室はないものかと、これまた探したのだがそれもなく、やはり自分で店をやるしかないという結論に至ったのだ。

「オプティマル・ヒューマン・ダイエット＝人間にとって最適な食事のシステム」をコンセプトの中心に据えてメニューを構成したのだが、この言葉を日本で初めて使ったのは、今も私が師と仰ぐ、故・丸元淑生氏（１９３４～２００８年。栄養面から料理を研究した作家、料理研究家）だ。最近、時々フレーズとして使われる、「『食』という字は人が良くなると書く」とか「体は食べたものでできている」とか「正しいダイエットはまず体調がよくなることから始まる」ということを、その頃私は頻繁に言っていたが、それらはこのコンセプトから生まれた言葉だった。

その決意の日から8年を経た、1995年6月10日、東京・代々木上原にその店は誕生した。この年は第2次世界大戦終結から50年目にあたり、年初の1月17日には阪神・淡路大震災が起き、3月20日にはカルト教団による地下鉄サリン事件が起き、5月16日にはその教団の教祖らが逮捕されることとなり、なにやら不穏な空気が世の中に漂っていた。

1年以上前から交渉を重ねたが銀行はどこも融資をしてくれず、結局預金全額を担保にして、同額をようやく融資してもらい、それを資金としてやっとのことでオープンにこぎつけたというのが実情。要は全額自己資金で始めたようなものだ。

オープンして1年がたつと60％がつぶれ、残った40％も6年たつと、そのうちの90％が消えてなくなるか業態変更をするという厳しい世界。つまりは7年間生き延びる飲食店は5％にも満たないわけで、友人や知人のアドバイスも、あながちはずれているとも言えないし、銀行の判断もある意味正しいと言えなくはない。

それでも、どうしてもこの店をやりたかったのは、いずれ近い将来この店と同じようなコンセプトを持った店がスタンダードになり、もっともっと増えるに違いない。また、そうならなければいけないと確信したからだ。

その確信を抱いたまま、オープンから1年半後、店を閉じることを、私は決意することになる。それこそ、思いもよらないことだった。理由はたったひとつ。業績不振だ。苦戦を想定して多めに用意していた運転資金が底を尽いてしまったのだ。店を始めるときに、地代関係、内装費用、初期仕入れ代金などのいわゆるイニシャルコストとして使った金額を除いた資金を少しずつ食いつぶしての厳しい運営状況が続いていた。1年間は赤字を覚悟してのスタートだったが、1年半が経った1997年1月になっても黒字転換はできなかった。そしてその見込みさえ立たないという最悪の状況で、打つ手がすべて裏目に出るような始末。スタッフや取引先に金銭的な迷惑をかけたくなかったし、原価率を落としてまで営業を続けるという選択肢は、私の中にはなかった。深傷を負わないうちにケリをつけよう。もう一度チャンスをつかむためにも、ここで致命傷とならなないようにしたい、と考えていた。

・自分の家族や友人たちに食べさせたくないものは店でも出さない
・飲食店を第1次産業の表側の顔にする
・外食が続くと体調が悪くなるという常識をくつがえす

ということをポリシーとして掲げ、スタッフにもお客様にもそのことを表明し続けてきたわけだから、それが継続できない、通用しないのであれば、それはこの店自体を社会が必要としていないということだと思い、閉店という決断をしたのだが、結果的にその日の夜遅くに意を翻すこととなった。常連のお客様の間に、私が閉店の意志を固めたことが伝わり、クローズ間際の時間になって20人近くの人たちが集まり、私は懇々と説得されて店を継続することとなった。彼らは、ただ無闇に継続しろと言っているわけではなく、それぞれが店のファンとして可能な範囲で運営に協力するから、私にも経営者として頑張れ、と言うのだった。常連のお客様が、それほどまでに私の店に愛情を持ってくれているとは気付いていなかった。彼らは、どうしてそのような気持ちになり、協力しようとまで思ってくれたのか。それは、店のコンセプトに賛同してくれたからなのだ。

このことは、その後私が食のプロデュースという仕事に携わるようになってからも、私自身の支えともなり、また新しい店を立ち上げるお手伝いをするにあたって、コンセプトづくりが最も大事だとアドバイスする根拠になっている。

この本を書くにあたって、飲食関係の仕事に携わっている数人の親しい友人たちへのインタビューを敢行したわけだが、なぜ親しい友人にインタビューしたかというと、見ず知らずの飲食関係者が私に、すべてを洗いざらい正直に語ることなどないだろうと考えたからだ。やむなく、友人たちの力を借りることとなったが、したがって、ある意味での偏向があることは否めない。つまりそれは、私というフィルターがかかっているという意味で、大ざっぱな言い方をすれば、私の友人たちは私と共通の何かを持っている人であり、その共鳴があるからこそ友人であるわけで、しかも同じ飲食という分野で仕事をしているのであるから、当然のことながら「食」というものに私と近い考え方を持っている。そのような人たちからの情報がちりばめられているということを申し上げておく。本も、ひとつのメディアであると考えるならばだが、そこには偏向というものが付き物だと思っている。この本にもそれは、ある。

そのように偏向した私が書いた本である、ということをご承知のうえで、本書を読み進めていただきたい。そして、この本に書かれている内容が、すべての飲食店にそのまま当てはまるものではない、ということもあらかじめお断り申し上げておく。私は消費者としての目線と、フードプロデューサーつまりは飲食業関係者としての目線の２つを持ってこの本を記すつもりだ。それは外食というものの現実を、少しでも正確に把握し読者に伝えるために必要なことだと思うからだ。

さて、それでは、私が見てきた外食という世界を、一緒に見ていきましょう。

心の準備は、いいですか？

1

「精米改良剤」って、知っていますか？

日本人の心は米でできている

私たちは今でも、「ごはんを食べよう」とか、「めしを食おう」などと言うが、「ごはん」や「めし」という言葉は、そもそも米を炊いたもののことで、それが同時に食事全体を指してもいるということが、日本人がそれだけ米を大切にし、生きることの中心に据えてきたということの証左でもある。神道でも、仏教でも、古来からある日本の宗教儀式に米は付き物だ。「お供え」といって神様やご先祖様に生米や炊いた米を供えるという風習は、今でも続いている。それを押し戴くところから、食事の前の「いただきます」という習わしが生まれた。つまり、米は私たちの生活と切っても切れない間柄なのだ。

そしてまた、私たちは、気のせい、気の持ちよう、気分、気合い、病気など、「気」という文字を多用するが、この「気」はもともと「氣」と書いた。ここに「米」が入っていることが重要で、これは「氣の中身は米」ということを表しているのである。「氣は心」という言い方があるが、心と米はじつはこんなところで結びついている。食べるものの内容によって気持ちや心境が変化することを、昔の日本人は分かっていたのだろう。

表示されない、精米改良剤という名の「液体プラスチック」

「お米を大切にしよう！」などと、今さら声高に叫ぶつもりはないのだが、飲食業界とりわけ外食産業は、自分たちが目先の利益を得るためだけに、米を冒瀆《ぼうとく》するようなことをしてはいけない。

精米改良剤を使用することは、その暴挙の最たるものだと思っている。**精米改良剤とは、「液体プラスチック」とも呼ばれ、プロピレングリコールという石油精製によって作られる化学薬品が主体**になったものだ。

要は古くなってもろくなってしまったお米を精米するときに、お米が割れてロスになるのを防いだり、古米特有の酸化したにおいを防いで、甘みを付けてごまかし、まるで新米のような白い光沢を出すために開発されたものである。このプロピレングリコールは、食品の品質改善剤、乳化剤として使われているだけではなく、化粧品中に保湿剤として使われたり、自動車等の不凍液、潤滑剤、またプラスチックの中間原料、溶媒などとしてあらゆる用途で広範囲に使われる薬剤だが、**薬事法においては「表示指定成分」**

として表示が義務化されている化学薬品でもある。精米改良剤の成分は、プロピレングリコールのほか、植物油脂、合成甘味料（D－ソルビット）、リン酸塩、グリセリン脂肪酸エステル、グルタミン酸ナトリウム（グルソ）などが含まれている。この精米改良剤は、食品衛生法上では加工助剤といって、食品加工の際に添加される成分の効果が加工後の食品に及ばないものという位置付けなので、これを使用している食品メーカーは、

「加工助剤であるから、食品添加物としての表示義務はない」

と主張している。

実際、精米改良剤は表示されない。だからほとんどの人は、精米改良剤というモノを見たことがないだろうし、言葉も知らないのではないか。その**精米改良剤中のプロピレングリコールが、薬事法では表示義務があるにもかかわらず、加工助剤として使われた場合には、表示義務がない**のがなぜなのかは分からない。外食産業では当然のごとくこの精米改良剤を使っているのだが、それは客をごまかしているにすぎないと私は思っている。せめて使っている化学薬品名くらいは、きちんと表示することを義務付けるべきではないか。賢明な消費者であれば、この国に住む以上、食べるものは安全であるのが

当たり前だなどという幻想を持ってはいけないということくらい、承知してはいるが、精米改良剤のように使用している事実が隠されたのでは判断のしようもない。

偽装される米

隠されているのはそれだけではなく、米の産地偽装も後を絶たない。21トンもの福島県産の米が、長野県産と偽って大阪で販売されていたこともあった。もちろん、産地が偽装されて市場に流れている米は、これだけではない。

外食産業では、粗悪な中国産の米が相当使われているが、先ほどの精米改良剤などを使ってごまかして提供されている。財務省の貿易統計によれば、中国からの米輸入量は、

2011年1~5月　1万5484トン　11億4958万円
2012年1~5月　3万5965トン　30億9878万円

と、この2年の同月期での比較で、輸入量2・3倍、金額ベース2・7倍にも膨らんでいるのだ。中国産米を販売している大手スーパーは西友くらいなので、それ以外はナカ

食・外食で使われていると考えていいだろう。ガスト、バーミヤン、ジョナサンなどを運営するすかいらーくグループではすでに使用しており、他の低価格を打ち出している業態も、徐々にそれに倣うことと思われる。外食産業が中国産米を使う理由はひとつしかない。価格が安いからだ。牛丼チェーンなどでは国産米にオーストラリア産米をブレンドしてコストを抑えているところもあるが、これらもいずれ中国産米に代わるだろうといわれている。

私は、いたずらに危機感を煽る気など更々なく、また中国という国や国民に対して何の悪意も持っていないことをあらかじめ断っておくが、中国では全土での土壌汚染が心配されているのは事実だ。詳しくは158ページからで述べるが、その汚染の度合いは日本の数千倍とまでいわれており、米の生産でも、大量の化学肥料や農薬を散布して作られていることと、水質の極度の汚染が懸念されている。

その土壌汚染と直接の関連性があるのかどうかは証明されていないが、中国では毎年80万～120万人の奇形児が誕生しているという。そして医療関係者や専門家はこれについて、遺伝や環境汚染や危険な食べものが原因だろうと指摘している。

2

高級霜降り肉の正体は、満身創痍の牛の肉

病気の動物の肉が出回る現実

私が外食をするときに絶対に口にしないもののひとつが「霜降り肉」だが、それは生産方法を知っているからだ。**霜降り肉は、高カロリーの穀物飼料を与えたうえ、少しでも早く太らせるためにビタミンAをわざと欠乏させて育てる。**これは世界的に見ても非常に特異な飼育方式である。そうして育てられた牛は、**ビタミンA欠乏症となり、ほとんどの場合、目が見えなくなる。それだけではなく、内臓脂肪がたまって脂肪肝となり、動脈硬化が起こる。極度に肥満して、糖尿病などのさまざまな病気も併発する**ことになる。その肉が、高級霜降り肉として食されているのである。

今、私たちが食べている肉のうち、**半数以上は病気の動物の肉である**ことを、ご存じだろうか。日本では、年間約1622万頭の豚と、約120万頭の牛が解体処理されて食肉になるのだが、その**豚の68%、牛ではなんと80%になんらかの病変や炎症があることが報告されている。**それらは全部廃棄、または一部廃棄になっていて、部位としては圧倒的に内臓部分が多いのだが、肉にまったく影響が及ばないとは考えられない。なぜ、そんなことになるのかというと、高カロリーの配合飼料（穀物）を無理やり与えるからだ。本来、牛や豚の欲していない飼料を食べさせ過ぎるために、消化器や循環器に異変が起きてしまうのだ。また、過密で閉鎖的な畜舎内での飼育によって呼吸器にも病気が起こる。コンクリート製の畜舎は、風通しも悪く、日も差さない場所に建てられていることが多い。糞尿がたまって衛生状態が悪くなり、病原菌や寄生虫が繁殖しやすい状態になっている。加えて、運動不足にもなるため病気にかかりやすくなる。それを防ぐために、病原菌や寄生虫類を駆除しなければならず、大量の殺虫剤や殺菌剤をまき、大量の抗生物質を飼料に混ぜて家畜に食べさせる。完全な悪循環だ。

健全な牛の姿とは

私は取材のために、何軒かの畜産農家を訪ねた。どこの農家も、できる限り自然な形で家畜を育てようと必死で取り組んでいた。そのうちの1軒は九州にある「玉名牧場」だが、ここは**東京ドーム3つ分の広い草原に、牛がわずか30頭。牧場主は、健全に牛を**

育てるには、この数が限界だと言う。広い牧場内を自由に歩き回り、草を食《は》み、仲間と暮らす牛たちは、みんな健やかに育っていた。抗生物質がたっぷり入った配合飼料を食べさせられて育つ牛とは違い、糞もまったく臭くない。すべての牛をこのような育て方で育てた場合、食肉需要に供給が追いつかなくなるという反論が出そうだが、そんなことはない。私たちが肉の摂取量を少なくすればいいだけだ。それで被る損失は何もない。

私はこれまでの著書でも、現代日本に暮らす私たちが、動物性タンパク質を過剰摂取していることを取り上げ、警鐘を鳴らしてきたが、その一端を担ってきたのがファストフードやファミレスなどを筆頭とする外食産業なのだ。外食産業は客の健康のことや、地球の環境のことは一切考えずに、効率よく食事（それらを食事と呼べるのかどうかも疑問だが）を提供し、利益を上げるためだけに肉のメニューを中心に据えている。残念なのは、多くの客が、安価な店で食事をすることを好み、そちらに売り上げを奪われる結果となった一流の店までが、その愚かしい競争に巻き込まれ、本来あるべき姿を見失ってその争いに参戦してしまったことだ。食のプロであるはずの外食産業が、ただのカネ儲けのマシーンにまで成り果ててしまったことが、私は残念でならない。

トウモロコシ飼料によって増えるオメガ6脂肪酸

霜降り肉の危険性については述べたが、それでは赤身肉ならば大丈夫なのだろうかというと、そうではない。牛肉や豚肉を生産するために飼料にされるトウモロコシだが、これが意外なところにまで影響を及ぼしていることが分かってきた。トウモロコシには、不飽和脂肪酸が多く含まれている。だからコーン油などが作れるのだが、その**トウモロコシに含まれる不飽和脂肪酸は「オメガ6」といわれる脂肪酸で、これが当然トウモロコシを飼料にしている動物の肉にも増える**ことになる。その脂肪酸は動物の体内で代謝されて、アラキドン酸という物質に変わる。このアラキドン酸は、体に必要な物質（必須脂肪酸）で細胞膜やホルモンの原材料になるのだが、増えすぎると悪さをする。

もう少し詳しく説明すると、このアラキドン酸は、ロイコトリエンＢ４という、炎症系ロイコトリエンと呼ばれる物質を作り出してしまうのだ。ロイコトリエンというのは、いわゆる体内調整物質のひとつで、エイコサノイドと呼ばれるものの仲間である。ロイコトリエンには炎症系と非炎症系があって、アラキドン酸から作られるロイコトリエンは炎症系なのである。しかし、これが不要なものかというと、決してそうではない。ただ、増えすぎるとよくない、ということなのである。

一方、最近注目されている「亜麻仁油」などが含んでいるオメガ3脂肪酸が、代謝されてできるＥＰＡ（エイコサペンタエン酸）という物質から作られるのが非炎症系ロイコトリエンというものだ。炎症と呼んではいるが、この炎症は一般に考えられている炎症とは少し違い、痛みや不快感などをほとんど感じることがない。言ってみれば、知らず知らずのうちに、深く潜行して広がっていく炎症なのだ。じつは、こうして起こる炎症が私たちの体を少しずつ痛めつけ、ダメージを与え、長期間にわたると生活習慣病といわれるさまざまな症状を呈しはじめるのだ、ということが分かってきた。

重要なのは、オメガ3脂肪酸とオメガ6脂肪酸の摂取比率なのだが、面白いことに、人類が農耕を始めるまでは、その摂取比率は１：１だったと言われている。今でも、脳の中の脂肪酸比率はオメガ3：オメガ6＝１：１なのである。だから私たちも、食事から摂取する脂肪酸の比率を１：１にするべきだと強調している栄養学者もいる。

確かにそれは望ましいことかもしれないけれど、現実的に可能な食生活のことを踏まえると、私はオメガ3：オメガ6＝1：4以下であるべきと主張をしている。1：1を厳密に守ろうとすると食生活にかなり時間的かつ経済的負担がかかることになるからだ。

いずれにしても、**肉の過剰摂取はオメガ6系脂肪酸の過剰摂取を招き、結果的に、炎症系のロイコトリエンを体内に増やしてしまう**ので、避けたほうがいいのである。

では、脂分の少ない肉ならばたくさん食べてもいいのか、というとそうではない。最近、アメリカの医学誌『アーカイブス・オブ・インターナル・メディシン（内科学）』に掲載されたハーバード大学公衆衛生大学院の研究によれば、

「赤身肉の大量摂取に関連する健康上のリスク」

がある、ということなのだ。研究結果は、

「赤身肉の大量摂取が糖尿病や心臓疾患、脳卒中、がんに関連がある」

としている。肉を食べたときに同時に摂取されてしまう動物性脂肪の問題は、以前から指摘されてはいたが、赤身肉に限定して、ここまで明確にその害に言及した研究結果はなかったように思う。その研究の中では、**ハンバーガーやホットドッグやベーコンを日常的に食べた場合、心臓疾患あるいはがんで死亡するリスクが最大21％上昇する**とま

で言い切ってもいる。

また、カリフォルニア大学サンフランシスコ校教授（臨床医学）で、健康的な食習慣に関する著書もある、ディーン・オーニッシュ（Dean Ornish）氏はこんなことを述べている。

「この研究結果は、完全に有効か無効かというようなものではない。赤身肉をごちそうや香辛料のような役割のもの、他の食べ物の代替として摂取する程度なら、外見や内面も良くなり、体重が落ちて健康が増進されるだろう。米国での医療関連支出は年間２兆６０００億ドル（約２６５兆２０００億円・２０１３年２月時点 １ドル＝１０２円計算）に上り、このうち75％以上を慢性疾患関連の支出が占める。赤身肉の摂取量を減らせば、これらの疾患の発症が減る可能性がある」

これは、そのまま今の日本にも当てはまるだろうと私は考えている。近い将来、全世界的に動物性食品の摂取量を見直そうという動きは活発になる、またならざるを得ない。願わくば、その動きの先頭を行くのが日本であってほしい、とも思っている。世界に誇るべき日本食の神髄をきちんと実践しさえすれば、それは可能となるのだから。

3

有名カレーパン屋は、使い古した揚げ油にショートニングを入れて揚げていた

売れる店にはワケがある⁉

私が店をやっていた頃、百貨店からよく催事出店の依頼をいただき、1週間とか2週間といった期間、出店したことが何度かある。

そのとき、驚くようなことを目にした。カレーパンを販売している店と隣り合わせに出店したときのことだ。私の店は、すべての商品を自社工場で製造していたので、前日の夜に製造して保存しておいた商品を、当日の早朝、スタッフや私自身が自社工場まで引き取りに行き、出店している現場まで届ける。できるだけロスを出さないように、販売数を読み込み、製造した商品を毎日、現場に届けるわけだ。それで読み通りに売れても、売り上げは平均してせいぜい15万円程度である。休日は客数も多く、売り上げも伸びて30万円などということもあるが、平日は10万円前後という日もある。

一方、カレーパン屋は冷凍保存のカレーパンを解凍して揚げれば、いくらでも販売できるので、数を調整しやすいし、揚げたてといううたい文句も使える。それはウソではない。売り上げは、平均でも30万円を軽々と超え、休日などは40万円以上ということもある。スタッフのひとりは、6階にあった臨時の調理場で一日中カレーパンを揚げていた。私が驚いたのは、そのカレーパンを揚げている揚げ油だ。いくらカレーパンを揚げても、油を換えないのだ。

仲良くなったスタッフに聞いてみた。

私：　「油は、どんなサイクルで換えてるの？」

スタッフ：「油、換えないですよ」

私：「えっ？　催事期間中、ずっと、換えないの？」

スタッフ：「はい、換えないっす」

それは本当だった。**カレーパンの油は、まるまる一週間、一度たりとも換えられることはなかった。**大量のカレーパンを揚げた**油を換えないということは、高熱によって酸化し、過酸化脂質という非常に毒性の強い物質に変化することを意味する。**過酸化脂質は、体内に摂り込まれると細胞膜を傷つけ、動脈硬化の原因となる。また、一部は細胞膜自体に入り込んでその機能を低下させ、結果的に発がんリスクを高めることになる。

ひどいのは、油が換えられないことだけではなかった。数時間に一度、カレーパンが吸って少なくなった分の油を補給するのだが、**その1斗缶（18リットル缶）には、**聞いたこともないような会社名とともに「**ショートニング」と書かれていたのである。**

ショートニングは、菓子製造や、菓子パン、クッキーなどに使われる油脂だが、これにはトランス脂肪酸という、絶対に摂取してはいけない物質が大量に含まれている。お菓子のレシピ本や、ウェブ上のレシピサイトなどでは、当たり前のようにこのショートニングを使ったレシピが載せられているが、これはもう無知としか言いようがない。

先進諸国ではすでに、不飽和脂肪酸の一種である、このトランス脂肪酸の使用と摂取に規制を設けている国が多く、先頃アメリカでもこれまでより規制を厳しくし、場合によっては全面使用禁止になるかもしれないほどに慎重になっている。日本においては、欧米に比べて摂取量が少ないので規制はしない、ということを消費者庁が言っているが、私は20年近くも前からこのトランス脂肪酸の使用に警鐘を鳴らし続けてきた。

このカレーパンが例外なのではなく、外食産業における揚げ物はもちろん、ファストフードにも大量のトランス脂肪酸が含まれている。また、**ショートニングやマーガリンとしてだけではなく、サラダ油と表示されている油にも大量に含まれている場合が多く、**

インスタント食品やレトルト食品にも大量に含まれている。つまり、ありとあらゆる加工食品にトランス脂肪酸が含まれているのである。

トランス脂肪酸が引き起こす糖尿病のリスク

トランス脂肪酸が引き起こす病気として、動脈硬化とそれに伴う心臓や脳の血管系疾患、認知症、アレルギー性疾患、クローン病などが挙げられているが、ハーバード大学医科大学院グループの調べで、**トランス脂肪酸の摂取によって糖尿病のリスクが高まる**ことも分かっている。

厚生労働省は「国民健康・栄養調査結果（2007年）」で、日本人で糖尿病の疑いがある人は全国で推定2210万人おり、これは、日本人の5人に1人にあたる数だ、ということを発表しているが、それには当然、トランス脂肪酸の摂取が関連していると考えられる。

また、カリフォルニア大学サンディエゴ校のベアトリス・ゴロム教授の調べによれば、

トランス脂肪酸の摂取量が多い人ほど攻撃的で怒りっぽい性格であることも分かっている。ゴロム教授はこう述べている。

「トランス脂肪酸の過剰摂取と攻撃的な性格との関連性が明らかになった。心身ともに悪影響を及ぼす物質はできる限り避けるべきであり、特に学校給食のメニューは、子どもたちへの影響を考慮して慎重に考えられるべきだ。また、刑務所での食事もトランス脂肪酸には十分に注意すべきだ」

私は、この意見に全面的に賛成である。子どもたちに、マーガリンやショートニングに含まれているトランス脂肪酸を摂らせてはいけないのだ。

しかし、百貨店の催事ではカレーパンは、それこそ飛ぶように売れる。子ども連れのお母さんも買っていく。お年を召された方がいくつもまとめて買っていかれるのは、もしかしたらお孫さんに食べさせるためか。近所に職場があるのだろうか、若い女性も買っていく。買うほうも、売っているスタッフも、トランス脂肪酸のことなど知らないのかもしれない。あるいは、知ってはいても、それほど害があるものとは思っていないのかもしれない。

知らないうちに摂取しているトランス脂肪酸

駅の構内に出店しているパン屋のスタッフにあえて、尋ねたことがある。

「このクロワッサンは、バターを使っているの？」

その答えは、とても自慢気であった。

「いえ、バターは使っておりません。マーガリンを使用しております」

と、にこやかにスタッフは答えた。

現在、日本において外食をする、加工したものを食べるということは、知らず知らずのうちにトランス脂肪酸を摂取するということとイコールの関係なのかもしれない。そんな中で、危険なトランス脂肪酸の摂取を避けるために私たちにできるのは、それらを含む食品を摂らない選択をするということだけだ。国が規制するかどうかは、個人の判断には関係がないと思えばいいのだ。

トランス脂肪酸の危険性を証明する科学的根拠は数え切れないほど存在する。だが、マーガリン、ショートニングを製造する業界やファストフード店と密接に結びついたメディアが、その危険性を報じないのである。

そして、食品業界も、決してその危険性を認めることはない。当たり前だろう。自ら製造しているものが危険だと叫ぶ者がいるわけがない。彼らは、もちろん、自分たちの利益のために働いている。だから、口が裂けても、トランス脂肪酸の危険性を告知したりしないのだ。それを責める必要などまったくない。ただ、食べなければいいだけなのだから。

はたして消費者庁が「日本では欧米に比べてトランス脂肪酸の摂取量が少ないので規制はしない」と言う、その少ない量とは、どのくらいの量のことなのか。朝、マーガリンをぬったパンを食べ、昼、カップラーメンを食べ、間食でハンバーガーあるいはカレーパンを食べ、夜、ファミレスでから揚げを食べた場合、または弁当屋で買ったとんかつ弁当を食べた場合、トランス脂肪酸の摂取量は少量と言えるのだろうか。このような食生活を送っている人は、少なくないのではないかと思う。

危険な物質は、少量でも危険なのではないのか。そんな危険な物質を多用する外食店がいくらでも存在することを知ったうえで、店を選べるようになるといいと思う。

4

揚げ物メニューは捨て食材の寄せ集め!?

チェーン店の揚げ物は、原価調整メニュー

飲食店では必ずといっていいほど揚げ物メニューがあるが、なぜ揚げ物ばかりが並ぶのか、ご存じだろうか？ それは、鮮度が多少落ちても、もっと言えば捨てる直前や腐りかけの食材でも揚げてしまえば立派な一品として出せるからである。揚げ油を安く済まそうと思えば、使い古しの格安の油を買うこともできるし、油を換える回数を減らせばその分コストは下がる。ひどいケースだとショートニングを足すということもある。ショートニングとは、その危険性については35ページで説明したとおりだが、簡単に言うと人間の消化酵素では消化できない、工業的に作られた「トランス脂肪酸」を大量に含んだ人体に有害な油脂である。つまり、たとえ人体に有害であろうと、食材も揚げ油も、**安くあげようと思えばとことん安くできるのが、揚げ物メニューなのである。**

私は「自分の店では揚げ物を出さない」と心に決めていた。コストは安く抑えられるかもしれないが、酸化した油が体に与える害を考えると絶対に出したくなかったのだ。けれどそこに待っていたのは苦難の道のりだった……。

店をオープンさせることを決めた後、まずは厨房スタッフを固めたいと思い、つてをたどっていろいろな方と会っていた時期がある。10数名の方とお会いし、そしてことごとく断られた。洋食、中華、和食とさまざまなジャンルで現役で働いている、ある一定レベル以上の技量を持った調理スタッフを確保するのは、今でも大変なことだが、20年近く前もやはり難しいことであった。「揚げ物を出さない店をやりたい」と説明すると、全員が口裏を合わせているのかと疑いたくなるほどに同じセリフが返ってくる。

「揚げ物をやらないなんていうのは理想であって、現実的ではない。そのような店が成立するはずがない。だから、そこには関わりたくない」

と、要は私が考えていることは実現不可能なことだと言っているのだ。

結局、オープンの1か月前まで調理スタッフがひとりも決まらず、そのうちに店の内・外装が仕上がるという事態となってしまった。慌てた私は、友人知人に頼んで、一緒に働いてくれる調理スタッフを必死で探し、最後に当時、東京・渋谷にあった自然食の店の料理人と会った。店のコンセプトを話し、考えている料理のことを話し、将来の構想を話した。彼は、はじめてそのことを納得し協力を申し出てくれた。私は大変うれしく思い、数日後に彼に暫定メニューを提案してくれるようお願いした。

約束の日、彼が持ってきたメニュー案を見て、私は驚いた。そこには、私が店では出さないと言っていた「揚げ物」のメニューがいくつも並んでいたからだ。もう一度コンセプトを伝え「揚げ物」を省いたメニューを考えてくれるよう頼んで、その日は別れた。再び数日後、修正したメニュー案を見て、力が抜けてしまった。「揚げ物」は数こそ減ってはいたが、堂々とメニューの中心をなしていたのだ。彼いわく「揚げ物がないと、メニューが組めない」「**揚げ物がないと、原価率が上がってしまう**」。

その日、熟考の後、私自身が店の厨房に立つことを決意した。それから約2年半、私は毎日店の厨房に立ち、料理を作ってお客様に提供することとなる。

その経験は私を大きく成長させてくれたし、それがあったからこそ、その後フードプロデューサーとしてやってこられたわけだから感謝しているのだが、それにしても「揚げ物を出さない」という、飲食業界で新しいことをやろうとするのは、かなりハードルが高いことであった。だから、小規模な店がつぶれ、マニュアル化できるチェーン店ばかりが増えるということになるわけなのだ。

新規開店飲食店の60％が1年後につぶれるからくり

揚げ物メニューを駆使して原価率をなんとか下げようとする飲食店だが、経営という視点で飲食業を見た場合、構造としてはそれほど複雑なものではない。

大ざっぱに見ていくと、

食材原価　30％
人件費　30％
地代（家賃）　10％
水道光熱費　7％
減価償却費　8％
消耗品費　5％

残った10％が利益となるはずだが、そう簡単にはいかない。ここには広告宣伝の費用も含まれていないし、器材が壊れたときの修繕費も入っていない。スタッフの福利厚生費、新しいメニューを開発するための研究費、新しいお客様を開拓するための交際費などをねん出するとなると、何かを削るしかない。と考えると、小規模の、個人経営またはそれに近い形態の飲食店がやっていけないのは当たり前ともいえる。

構造は決して複雑ではないが、運営は非常に難しいというのが飲食店経営の現実なのだ。メニューの値上げを奥の手とするならば、あとは、自分の利益をどこまで縮小できるかということになってしまう。万が一、経営者が病気や事故などで入院でもしようものなら、そこでいきなり行き詰まるということにもなりかねない。だから、新規開店の飲食店の60%が1年後にはつぶれるということにもなる。

これが、飲食店のメニューに揚げ物が並ぶ理由なのである。

もちろん、おいしく、体に悪くない揚げ物を出す店もある。ただ、新鮮な食材を品質のいい油で揚げ、その油も適宜換えるとなるとコストがかかり、それなりに原価が上がってしまうのである。

ある程度の原価率を保持して店を健全に経営していくには、相当の努力がいるわけだ。だから私は、「近所に良質な飲食店を見つけたら、足しげく通って応援してあげてほしい」ということをよく言うが、それはこのような現実を知っているからだ。

5

有名ホテルのケーキは大量のトランス脂肪酸まみれ

パティシエのいないホテルのケーキバイキング

有名ホテルのデザートバイキングに並ぶおいしそうなケーキ。だが、この裏事情を知っている人は絶対に、食べには行かない。そのケーキはホテルの厨房でパティシエがひとつひとつ丁寧に作っているものではないからだ。おおかたは、外注され、工場で作られて冷凍で納品されている。そこで使われるクリームは1リットル1000円以下という最低レベルのもので、それでも生のクリームを使っていればまだしも、**植物性のクリームもどき**が使われることが多い。これには**大量のトランス脂肪酸が含まれている**ので、それを知っていたらとても食べる気にはなれない。

業務用の生クリームは良質のものだと1リットル2300円くらいが相場だが、植物性油脂を使ったものだと1リットル1000円前後である。すでにホイップクリームになっていて、使いやすいようにビニールの真空パック包装になっているものまであり、業務用フローズンホイップと呼ばれている。それだと500ミリリットルパックが170円程度で納品される。その成分表には「植物油脂・水飴・砂糖・乳製品・安定剤（増粘多糖類)・カゼインナトリウム・乳化剤(大豆由来)・セルロース・香料・メタリン酸ナトリウム」と書かれており、そこに着色料と別の香料を加えたストロベリー味、抹茶味、チョコレート味などのフローズンホイップまで用意されている。

卵も使われるが、これは「液卵」(卵を溶き混ぜて均質化したもので食品添加物が加えられる場合もある)になって冷凍されたものが1パック2キログラム入り500円程度で流通している。卵は、夏場の需要が少なく安価だが、冬場になると価格が上がる。この液卵は価格が低い夏場に作って冷凍し、冬場に流通させることで価格を安定させ、コストを下げようという狙いで開発された業務用に特化した製品だ。

これらの原材料は、ケーキだけではなくホテルで提供されるパンなどにも使われている。2013年に問題になった一連のホテルの食品偽装の中で、ザ・リッツ・カールトン大阪で「自家製パン」という名で既製品のパンが使われていたことが問題となったが、自家製と言わないまでも、工場で製造されたパンをそれらしい装いにして出しているホテルはたくさんある。

以前はホテルには、パティシエもいたし、パン職人もいたのだが、コストカットのために今は雇っていないところが多い。したがって、ケーキやパンは外注となるのだ。

食べてはいけないホテルの朝食バイキング

もうひとつ、知っている人は食べないのが、**ホテルの朝食バイキング**だ。さすがに一流のホテルはきちんとしたものを出していると信じたいが、ビジネスクラスのホテルの朝食はほとんどすべてのものが既製品で、時にはご飯まで炊いたものがケースに入って納品されることもある。見かけだけはいいが、内容はひどいものが多く、私は時々、食べないけれども見て回ることがある。ポテトサラダもカボチャサラダも、昆布の佃煮も卵焼きも、すべて**大量の食品添加物を使って作られたものが、業務用の総菜としてパックに入って納品されている**のを知っているから、食べる気になどなれないのだ。

どうしてこんなことが成立するのかというと、何も知らない消費者を相手にしているからである。知っていたら食べないであろうが、知らないから平気で食べられる。逆に提供する側は、それを利用している。駅などに出店しているカフェ併設のパン屋があるが、あれはだいたい大手製パンメーカーが別ブランドで営業している場合が多い。いかにもおしゃれに見せているのだが、中身は大手製パンメーカーと同様で、安価な輸入乳製品や小麦粉、粉末になった激安卵、それに食品添加物……と最低ランクの原材料を使っている。言うまでもなくトランス脂肪酸も大量に入っていて、これも知っていたらとても食べられたものではない。

落ちたホテルの食事情。その裏側とは……

私は、ビジネスをするうえにおいて、可能なコストダウンを図ることを悪いとは思っていない。自分もそれに取り組む。ただ、とても嫌な感じがするのは、飲食業、食品関連の仕事に就いている人たちの中に良心がなくなりはじめていることなのだ。これは重大な事態だと思う。そしてさらに言うならば、農業関係者の中にも良心がなくなりはじめている。これは、もっと重大な事態だと思っている。以前はそのような人たちもいたにはいたのだが圧倒的に少数で、ほとんどの人が良心を持って食べものの仕事に就いていた。しかし、最近になって私が実感するのは、その比率が逆転しはじめているということだ。言い方を変えると、良心に基づいて飲食業や食品関連の仕事をしていると成立しなくなっていると思えてしまうのだ。自分がそこに身を置いていてこのことを言うのは非常につらいのだが、あえて警鐘を鳴らすつもりで、勇気を振り絞って、発言している。批判されることも承知のうえで言っている。きれいごとなど言うつもりはない。しかし、このままでは飲食業界で働く人たちが誇りを持てなくなってしまう。そして、何も知らない消費者は屈辱的な扱いを受け続けることになってしまう。これが、一番の問題だ。

ブラックタイガーをクルマエビと偽ったからと言って、それを食べても実害があるわけではないが、腑に落ちないのはホテルや百貨店の連中が、完全に消費者をバカにして利益を上げていることだ。消費者が知らないことをいいことに、ズルをしているのが嫌なのだ。ブラックタイガーはクルマエビ科ではあるのだが、クルマエビとは姿かたちも、もちろん味も全然違う。日本近海にもわずかに生息していることは分かっているが、それが市場に出回ることはなく、ほぼ100%が輸入物でインドまたはインドネシア、タイからのものがほとんどである。外食産業では非常によく使われる食材なので厨房関係者は当然のことながら、このエビのことはよく知っている。断言するが、料理長はもちろんのこと、厨房で働いている人たちは全員、ブラックタイガーとクルマエビとの区別はついている。マネジャーも知らないはずがない。どうしてかというと、箱に書いてあるからだ。ブラックタイガーは輸出される段階で冷凍になっている。氷の中にエビが詰まったまま固まっている。そのビニール袋のまま段ボール箱などで外側を被われた状態で納品される。ほとんどの場合、頭の部分は落としてある、いわゆる無頭エビだ。そして外側には「ブラックタイガー無頭」と書かれている。

一方、クルマエビは、高級ということもあり有頭のまま届くことが多く、冷凍ではなく、発泡スチロールに入っていて、その中でおがくずみたいなものにまみれて届く。時々、まだ生きていてピクピク、パシパシ動いているものもあったりする。そして、「活け車海老」と書いてある。だから間違えようがないのだ。彼らは承知のうえで、偽装していた。作為的、というか、もっと言うと、ある種の悪意を持って偽装をし続けていたのだろうと思う。それが、非常に不愉快なのである。

消えゆく「しょうが焼き」

ところで、ファミレスのメニューから「しょうが焼き」がなくなるというのはご存じだろうか。じつはこれはファミレスだけではないのだが、今は、「しょうが焼き」を、焼いて作っていないのだ。電子レンジで調理しているので、焼いていない。偽装事件のあおりを受けて、うるさい消費者が、焼いていないのに「しょうが焼き」と言っているのは偽装じゃないか、と騒ぎ出す前に「しょうが焼き」というメニュー名を変更するというのだ。なんだか、なんでもかんでも文句をつけるようで言うのもはばかられるが、このメニュー名変更さえも、不愉快だ。これはこれで、今まで何も知らない人々を相手に、良心に悖《もと》る行為をしてきたことを認めているように思えてしまうから。それほどまでに、外食産業、食品業界の信頼が地に落ちてしまったのだと私は思っている。

6

安価な業務用の醤油、じつは添加物だらけ

肥満のもとになる「醤油もどき」

昨年、イタリアに行って驚いたことがあった。それは有機栽培野菜の普及率の高さでもなければ、ハンバーガーをはじめとするファストフード店の少なさでもなく、イタリア人がキッコーマンを知っていたことだった。イタリアでは、ショウユと言っても通じないが、キッコーマンと言うと、それが醤油だということが分かる。つまりキッコーマンは固有名詞ではなく、普通名詞になっているらしい。そこに至るまでの経緯は分からないが、受け入れられるまでの努力は並大抵ではなかったのではないかと思う。願わくばそれが、食品添加物ばかりの業務用の醤油でなく、伝統的な製造方法を踏襲した本物の発酵食品であってほしい。

醤油はその用途の違いなどによって、さまざまな製品が作られているが、業務用に使われているものは安価で、その分、食品添加物も多量に使われている。

イタリアでオリーブオイルは、単に油ということで扱われているわけではなく、いわば万能の調味料のような使われ方だ。同じように日本人にとって醤油は、あらゆる料理に調味料として使われ、食文化を支えてきたものである。

大豆・小麦・塩を麹菌で発酵させ、本来は、最低でも2年以上寝かせて熟成させ、できた「もろみ」を絞って作るものが醤油である。

ところが今、**外食産業や弁当、総菜製造販売などで使われている醤油は、醤油とは呼べないような代物**で、脱脂加工大豆を使い、小麦はポストハーベストに汚染されたもので、塩は塩化ナトリウム。加えて、遺伝子組み換えトウモロコシを原材料とするブドウ糖果糖液糖や、タンパク加水分解物としてのアミノ酸、醸造用アルコール、合成甘味料、酸味料、防腐剤、ろ過剤などを添加したものである。

塩酸で分解される外食産業用醤油の原材料

ブドウ糖果糖液糖は、アメリカでは肥満の原因として着目され論争の種となっているが、EUをはじめとするヨーロッパ各国ではほとんど使われていない。ところが日本では、日本スターチ・糖化工業会という業界団体に属する10数社が90%のシェアを占め、市場規模としては年間８００億円とも１０００億円ともいわれているのだ。

タンパク加水分解物とは、タンパク質を含んでいる動物・植物由来の原材料を塩酸で加水分解し、その後に水酸化ナトリウム（苛性ソーダとも呼ばれ毒物及び劇物取締法によって劇物に指定されている）で中和して製造されるもので、**工業的に作られたアミノ酸である。じつはこの製造過程で生成されるクロロプロパノール類に発がん性があるといわれている**。

塩酸を使わずに酵素を使って分解する方法もあるのだが、コスト的な（つまりは安くできるということ）理由によって塩酸分解法が主流となっている。揚げたせんべいの表面に白っぽい粉を付けたものが売られているが、あの白い粉がタンパク加水分解物である。

タンパク加水分解物は食品添加物に指定されていない。アミノ酸を含んだ食品の一部という認識だ。だから、**タンパク加水分解物を大量に使っていても「無添加」と表示できる**ことになる。食品業界では、粉末で流通するものと液体で流通するものがあり、醤油に使われるのは液体のものだ。

「丸大豆」って何だ？

脱脂加工大豆を原料として作ったタンパク加水分解物にさまざまな薬品類を加えて製造される茶色の液を、日本の調味料の代表ともいえる「醤油」と同じように扱うことを、メーカーはどう思っているのだろう。私は、それは醤油ではない、と断言する。

最近は「丸大豆」を使ったとわざわざ表示している醤油も売り出されているが、大豆のことをあえて「丸大豆」と言わなければならないところにすでに、この業界の病巣がある。丸大豆、とはいったい、何のことだ。そのような呼び名は以前はなかったはずだ。消費者はそこに関心を払わなければならないのだ。

今や業務用だけでなく、スーパーなどで売られている醤油も大半はまがいものである。競争原理に追い立てられて、少しでも安い食べものを提供せざるを得なくなった外食産業が、積極的に使ってきたまがいものの「醤油もどき」が、今や家庭での醤油のスタンダードになってしまっている。若い世代は、そのまがいものの味しか知らないかもしれない。私はそのことをとても残念に思うし、危機感を持っている。

イタリア人は、一般に味にうるさいといわれ、自分たちの食文化にも誇りを持っている。まがいものの醤油では、彼らに感動を与えることはできないし、本当の日本の食文化を理解させることもできないと思う。

ヨーロッパやアメリカでは昨今、日本食ブームが続いており、その勢いは衰える様子がない。日本料理＝健康的、という図式が成立しはじめている。ところがその肝心のお膝元・日本の食事情が心許ないのだ。

利益を出すために、ただ単にコストを落とすことにひた走った結果が、今の外食産業の有様だ。私は、食と競争原理とは、結局は相容れないものではないかと考えている。食という分野に競争原理が働きすぎると、得るものよりも失うもののほうがはるかに大きくなる。

7

コーヒーフレッシュは、植物油と水と乳化剤と香料！

喫茶店が消え、身近になったカフェ

バブル崩壊の時期からファストフード業界の売上額は、伸び続けてきた。その中でもカフェ業態といわれる部門の伸びは顕著で、逆に街の小さな喫茶店は姿を消すことになった。スターバックスコーヒーやドトールコーヒーショップ、エクセルシオール カフェ（ドトールが経営する別業態）、カフェ・ド・クリエ（ポッカクリエイト・ポッカサッポロフード&ビバレッジのグループ企業）、プロント（サントリーとUCCの共同出資）などの大手企業が経営するチェーン店がその代表格だ。

利用範囲が広く、価格も喫茶店よりは安いので消費者に受け入れられ、急激に広まった業態である。サラリーマンやOLが短時間の休憩に、学生が勉強の場として、主婦が友人と会うときなどに利用されている。オーダーしたコーヒーや紅茶などを飲みながら、パソコンで作業をしたり、スマートフォンでメールをしている人も多い。店によっては電子機器の充電もできることから、客はそれぞれに便利に使っているようだ。

ガムシロは肥満のもと

私が気にかかるのは、冷たい飲み物をオーダーした人が、ガムシロップ（通称ガムシロ）を入れていることである。人によっては、２つ、あるいは３つも入れている人も見かける。

ガムシロは、要は濃い砂糖水のことなのだが、これに砂糖の結晶化を防ぐためのアラビアガムを加え、粘着度を高めたもののことである。しかし今は、そのような作り方はしていない。

ガムシロの原材料には格安のブドウ糖果糖液糖が使われている。このブドウ糖果糖液糖はガムシロ以外にも、清涼飲料水やスポーツドリンク、栄養補給飲料などに幅広く使われているが、プリンストン大学での実験で**肥満につながる**ことが分かっている。アメリカ人の肥満の原因のひとつがこのブドウ糖果糖液糖であるとの指摘もある。そして、どうやらこのガムシロ＝ブドウ糖果糖液糖はクセになるようで、アイスコーヒーなどに入れる量が気付かないうちに増えている人が多くいるらしい。一種の耐性のようなものができてしまい、徐々にその使用量が増えていくようだ。たしかに、カフェで本などを読みながら優雅にコーヒーブレイクを楽しんでいるように見えるスリムなOLが、アイスコーヒーにガムシロを大量に入れている光景をよく見る。そんなものを飲んでいながら体重増加を気にするのは、とても矛盾していることなのだが、そこには気付いていないらしい。

ブドウ糖果糖液糖は別名、異性果糖あるいは高果糖コーンシロップなどと呼ばれるが、その名のとおりコーン（トウモロコシ）が原材料なのである。もちろん、言うまでもなくそのコーンのほとんどは遺伝子組み換えで作られているものである。溶液の中に含まれるブドウ糖の量が多ければブドウ糖果糖液糖となり、果糖の量のほうが多ければ果糖ブドウ糖液糖と呼ばれる。どちらにしてもさしたる差はないのだが、口にしないのが賢明だ。

植物油でできたコーヒーフレッシュ

また、これもカフェでコーヒーなどに入れて、多くの方が飲んでいる**コーヒーフレッ**

シュなるものの原材料をご存じだろうか。

劣悪な植物油と水、そしてその2つが分離しないようにするための乳化剤と香料である。製造メーカーによって乳化剤はまちまちであるが、複数使用しているメーカーもある。何種類の乳化剤を使っていたとしても表記は「乳化剤」のみでよい、というのが法律で定められたことだ。そしてもし、その乳化剤としてプロピレングリコール（プロピル・アルコール、またはプロパノール、あるいはイソプロピル・アルコールと書かれることもある）が使われているとしたら、大問題である。

プロピレングリコールは、20ページで記したように精米改良剤に使われるほか、私たちが日常的に使っているシャンプー、ヘアスプレー、うがい薬、歯磨き剤、化粧品、消毒用アルコール、炭酸飲料、カフェインレスコーヒー、そして白砂糖などに、ごくごく当たり前のように用いられているもので、食品添加物の説明書などには危険性が少ないかのように書かれていることもあるが、じつは大変毒性の強い化学物質である。

それは、このプロピレングリコールが肝臓の免疫システムを狂わせ、ある種の寄生虫の幼虫を殺せなくしてしまうためである。これがあらゆるがんの発生に関わっているのだが、そのことを詳述した『ハーブでガンの完全治癒（原題：THE CURE FOR ALL CANCERS）』というカナダ人の薬草研究家、ハルダ・R・クラーク（Hulda R. Clark）という人が書いた本があるが、日本においては現在、絶版となっている。この本は、アメリカでの出版時には製薬会社などからの圧力がかかり、一般の出版社からは出版されず、アンダーグラウンドで発売され、それでも70万部を超す大ベストセラーになったことでも有名な本である。

ご興味を持たれた方は、その絶版となった本を図書館などでお探しになるとよいが、私が主張したいのは、外食をはじめとする飲食業界・食品産業が、このようなことにあまりにも無知でありすぎ、またその現状に満足していていいのか、ということなのだ。もちろん上述のようにプロピレングリコールはさまざまな製品にさまざまな用途で使われているものだから、飲食業界・食品産業だけが使用を止めたとしてもすべてが解決するわけではない。しかし、食べる人の安全を最優先するというのであれば、プロピレングリコールの使用は検討されるべき課題であると考える。

8

ドリンクバーに潜む、砂糖大量摂取のリスク

アメリカより、日本で売られるコーラが危険なわけ

アメリカの公益科学センター（ＣＳＰＩ／Center for Science in the Public Interest）は、２０１３年6月26日にこんな発表をした。

「日本を含む世界各国で飲まれているコカ・コーラには、発がん性物質4−メチルイミダゾール（４−ＭＩ）が含まれている」

これは、じつに衝撃的なニュースであったが、この件についても日本の多くのメディアは口をつぐんだ。

ＣＳＰＩの調査に関わった日本のNPO法人「食品と暮らしの安全」によると、この「４−ＭＩ」は、カラメル色素を製造する過程で砂糖やアンモニア、亜硫酸塩が高圧・高温下で化学反応を起こして生成される化学物質であるとされている。

不思議なのは、**カリフォルニア州で販売されているコカ・コーラには、その４−ＭＩが４マイクログラム含まれているのに対し、日本で販売されているコカ・コーラには、それが72マイクログラム（いずれも３５５ミリリットル換算）も含まれている**ことだ。

カリフォルニア州のコーラのなんと18倍。カリフォルニア州では「4-MIを含む食品の規制があるから」というのがその理由だが、**規制がなければ危険性が分かっていても使う、という企業姿勢が鮮明に出た**一件であった。

慣れさせられた、砂糖の過剰摂取

コーラを含む清涼飲料水には、この4-MIのほかにも危険物がたくさん含まれている。例えば、CSPIは4-MIとともにコカ・コーラに含まれる大量の糖分についても警告している。糖分に関しては、コカ・コーラだけの問題ではない。コーラなどの清涼飲料水には、発がん性物質よりもさらに大きな健康リスクをもたらすと言われている砂糖が大量に含まれているのだ。

コーラ1缶に入っている砂糖の量は40グラム（およそ大さじ4杯）もある。缶コーヒーも同じようなものだ。この糖分の量は尋常ではない。しかも近頃は500ミリリットル以上のペットボトルでも多く出回っているから、砂糖の量はさらに多くなる。砂糖の状態ではとても食べられない量を炭酸にだまされて飲むうちに、いつの間にかその量に慣れてしまって、それが当たり前としか思わなくなってしまう。

ファストフードやファミレスのドリンクバーをはじめとして、あらゆる外食産業のメニューにコーラがある昨今。そもそもハンバーガーに合わせて開発したという恥知らずなコーラのうちの数種が、微量とはいえ発がん性物質を含むというのにもかかわらずトクホ（特定保健用食品）に認定されるという異常事態を黙って見過ごしていていいのだろうか。コーラの販売数が伸びればそれは即ち、日本人の健康度が落ちるという図式で、それを国や大企業が陰では望んでいるように思えてしまうのは、私がひねくれているからなのだろうか。あらゆるところにその仕掛けが施されていると思ってしまうのは私だけなのか。

日本の国民を、不健康にさせようという不愉快な仕掛けがあり、その結果が今の日本の現状、

5人に1人が糖尿病予備軍

うつ病など精神疾患患者数急増

　がん患者・自殺者数の増加

につながっているとしか思えない。

世界で最も健康的な国だった日本が今、不健康で長生きの国になってしまった。そこに大きく影響を及ぼしているのは間違いなく、食べものである。外食産業、食品業界はその当事者なのだ。

砂糖大量摂取が止まらない裏事情

あるデータによれば、小学5・6年生は1人1日約210グラムもの砂糖を摂取しているという。これがどれほど異常な数値かは誰にでも分かることだろう。コーラ・ジュース・缶コーヒー・ケーキ・菓子パン・チョコレート・アイスクリーム・ケチャップ・ドレッシング・調理済みの総菜などに含まれている大量の砂糖がこの数値の背後にある。その大量に摂取されている砂糖とは別に、ブドウ糖果糖液糖も、私たちを、そして国の宝である子どもたちをもむしばんでいる。

これが真実であるが、では仮に、メディアがそのことを報じたとして誰に利益があるのだろう。誰か得する人がいるのだろうか。その番組の視聴率が上がるのか。スポンサーである食品会社や飲料会社は喜ぶのか。答えはＮＯだ。だから、この情報をメディアは絶対に流さない、というか流せない。砂糖やブドウ糖果糖液糖の害のことは、絶対に取り上げるわけがない。それが暗黙の了解となっているのだ。

コーラも缶コーヒーも、大企業が作り販売しているものである。清涼飲料水や缶コーヒーを販売する飲料メーカーも、腐らないハンバーガーを作って売っているファストフード店も、価格帯は違えども同じようなものを販売しているファミレスチェーンも、メディアに巨額といえるほどのお金を出している。これらは、会計上は広告宣伝費という名目だが、ある意味の口止め料でもあるのだ。

9

危険性が以前から指摘される
アスパルテームを使い続ける
マクドナルドが食育を語る、はぁ!?

健康被害が出ているアスパルテームを使い続ける姿勢

私たちが、自分たちの食べるものに対して、当たり前の関心を持てば、マクドナルドが食育に関わっていることに違和感を覚えるだろう。なぜ、あそこまで体に悪いものを食べものとして販売している企業が、平然と「食育」など口にできるのか、完全に理解の範疇《はんちゅう》を超えている。しかし食べものに関心を持たない人にとっては、それもどうでもいいことであり、むしろ企業姿勢として評価している人もいたりする。

あれだけ多くの食品添加物を使い、子どもたちが好んで食べたり飲んだりする食品にも不必要なまでの甘みがつけられている。そしてその甘味料の一種として使われている「アスパルテーム」という人工甘味料の危険性が以前から指摘されているにもかかわらず、そのことを隠ぺいして依然として使い続ける、そんな企業が食育を語る資格があるのだろうか。それとも、罪滅ぼしのつもりで食育に関わっているとでもいうのだろうか。それはブラックユーモアのつもりなのだろうか。まさか、自分たちがブラックな企業だという暗喩ではあるまい。

アスパルテームは以前から、うつ病をはじめとして脳へのダメージがあるとされていて、倦怠感、視力低下などの健康被害が周知の事実となっているのだが、日本では、これまたなぜか「安全である」として認可されたままだ。数多くの添加物が安全であるといわれて認可され、後になって、その中の多くが、危険性を指摘され認可取り消しとなっている。

認可取り消しになった「チクロ」の例

東京オリンピックの頃にはあの悪名高き「チクロ」という合成甘味料が広く使われていた。**チクロは使用されてから30年を経た1967年になってようやく、発売禁止の措置がとられることになった。**30年もの長きにわたって、この強力な発がん性物質を日本人は食べ続けたことになる。

その後、がんを発病する人は増え続けることになるのだが、このチクロとの因果関係はうやむやのままだ。こんな馬鹿げたことを、いつまでも繰り返してはいけない。というか、繰り返させてはいけないのだ。これも、我々消費者の食べものへの無関心がもたらしたものだ。

無関心なままに、危険なものを食べ続けて医療費の高騰に加担するのは、本来、日本国民の誰にとってもいいことではないのだ。だがこれまでは、食生活のレベルを上げれば解決する問題がたくさんあったにもかかわらず、それを実行する人が少なかった。そして、外食産業、食品業界も消費者が無関心であり続けることを願ってきた。食の外部化率はこれまでも増え続け、これからも増え続けることになるだろう。だからこそ、人々の健康を、ひいては日本の未来を左右する食の現状を変えなければならないと私は思っている。

劣悪な食べものを食べれば、劣悪な体が造られることになる。なぜならば体は、その人が食べたもので造られているのだから。その劣悪な体の人が、まともな行動をするはずもない。

10

外食生活に潜む肥満の恐怖

低所得者ほど肥満になる

危険な食品に囲まれて食生活を送っている私たちに、静かに忍び寄ってくる敵、それは肥満だ。しかし、**肥満が低所得者層に多い**という事実を知っている人は意外なほどに少ない。そして低所得者層に多いのは肥満者だけではなく、喫煙者も、である。清涼飲料水などの飲料も、圧倒的に低所得者層が購入しているというデータもある。

さらに、**野菜の摂取量は逆に、所得額に比例して増加する**。貧乏な人ほど野菜を食べないのである。また以前は、日本人の野菜摂取量はアメリカ人よりはるかに多かったのだが、15年ほど前にそれが逆転し、**今では、アメリカ人のほうが日本人よりはるかに野菜を摂取している**。これはいかに日本が貧しくなったかという証左ともいえる。

『㈱貧困大国アメリカ』（堤 未果著、岩波書店）によれば、アメリカでは今、SNAP（補助的栄養支援プログラム／Supplemental Nutrition Assistance Program）の利用者が激増しているという。SNAPは、低所得者や失業者向けに食料品に限って購入を援助するシステム（嗜好品は除外）である。電子カードを使って決済が行われるのだが、その膨大な費用には税金が投入され、形のうえではアメリカ政府が低所得者を助けているかのようにも見える。SNAPの支給に集まった人のほとんどは、単価が高い生鮮食品には手を出さず、加工食品やインスタント食品、缶詰や清涼飲料水などの低価格商品ばかりを買っていく。そして、そんな食生活を続けることで深刻な肥満や病気に悩まされることになる。このプログラムによって、アメリカ国民が救われたのかというと、そうではない。失業者や貧困者の数が増え続けていることは、よく知られているところである。じつは、**このプログラムの恩恵にあずかったのは、加工食品業者（グローバル企業）と、スーパーマーケットと、決済を受け持つカード会社だけだ。付け加えるならば、間接的ではあるが、SNAP利用者が劣悪な食環境に置かれたために病気になり、その治療のために使われる薬を販売することで製薬会社は儲かる。**

曲がり角にある日本

翻って、日本の現状をみてみれば、アメリカと同じようなことが、数年後に起こってもなんら不思議はない。経済力が落ちた日本では、社会に潜在していた矛盾がこれから顕在化することが予想される。公的医療保険や年金制度の違いなどもあり、一概にアメリカと同じように語ることなどできないのは承知のうえだが、私が大変気になっているのは、高齢者たちの人生の選択肢に関する満足度調査（２０１３年、国際連合による国際比較）の結果である。多くの先進諸国で90％近くの満足度なのにもかかわらず、日本は71％なのである。これは、中国の79％よりはるかに低く、さまざまな経済問題を抱えた韓国の67％に近い数値だ。つまり日本人は、この国で過ごした人生に満足していない。不満を持ちはじめている。それが表面化しようとしているのだ。

日本は、建国以来最も大きな曲がり角に来ているのかもしれない。この舵取りを誤ると、国が滅びることにもなりかねないと、私は危惧している。しかし間違っても、ＳＮＡＰのような制度を設けてはいけない。もし、政府がそのような道を取るならば、日本の滅亡は近いと思わなければならないだろう。それを阻止するのは、私たちの意志と行動しかないのだと思う。そしてその確実な道は、私たち自身が食べるものをもう一度見直し、自分たちが何を食べるべきかを考えることなのだ。

11

今や料亭でも使われる、化学調味料「グルソ」

安全性に疑問が残る「グルソ」

「グルソ」というのはグルタミン酸ナトリウムのことで、別名グルタミン酸ソーダとも呼ぶことから、飲食業界ではそれを縮めて「グルソ」と呼ぶようになった。一般的に化学調味料といわれているものだが、これの製造方法についてはいろいろと問題が取り沙汰されている。**グルソは、多量に摂取すると中華料理店症候群（Chinese Restaurant Syndrome）といって、頭痛・歯痛・顔面の紅潮・体のしびれなどの症状が出る**ともいわれ、動物実験では視床下部などへの悪影響も指摘されており、摂取するとしても少量にしておいたほうが無難と思われる。

ＦＡＯ（国際連合食糧農業機関／Food and Agriculture Organization of the United Nations）、ＷＨＯ（世界保健機関／World Health Organization）などの食品添加物に関する専門家たちは、１日の摂取許容量を１２０ミリグラム以下にすることを定めていた時期もあるが、現在はその規定はなく、安全性に関する見解の相違が見られる。私自身はグルソが入ったものを食べると、舌がピリピリするように感じ、おいしいと思わず、尿に独特の臭いが出るので避けるようにしている。

「グルソ」はアミノ酸の一種であるが、私たちの体は無尽蔵にアミノ酸を排泄すると生命を維持できないため、アミノ酸を排泄しにくい構造になっている。つまり人間は、安全性に疑問がある「グルソ」でもため込もうとする「アミノ酸ため込み体質」なのだ。

相反するようだが、体内に特定のアミノ酸が突出して存在してもうまく使うことができないため、ため込もうとすると同時に体外に排泄しようとする働きが起こる。しかし「アミノ酸ため込み体質」の構造上、アミノ酸を排泄するためには細かく分解しなくてはならないうえに、分解時には毒物が発生する。要するに、「グルソ」の安全性はさておき、過剰なアミノ酸は摂らないに越したことはないのだ。

そんな「グルソ」を、今では**それなりに名の通った料亭クラスの店でも、当たり前のように使用している場合がある。**これは、知人の料理人が修業先で実際に体験したことだ。彼は、そのことに疑問を持っていたが、追及はできず、辛抱を重ねて数年間の修業を経て独立し、今は「グルソ」を使わない醤油ベースの瓶詰めのつゆを製造販売して成功している。

「グルソ」が進める飲食店のチェーン化

外食チェーン店でも、当たり前のように「グルソ」は使われている。もう10年以上も前のことになるが、ある会社から、私が経営していたレストランをチェーン店化しないかというお誘いがあった。私自身はやってみたいが無理だろう、という気持ちだった。なぜならば、グルソを使う気はなかったし、私が出したい料理を提供するには、調理スタッフの教育に時間がかかるし、ある程度の才能と技量が要る。したがってチェーン店化には向いていないと考えたのだ。

しかし、チェーン店というものがどんな仕組みで動いているのかということに興味を抱いた私は、自分の店をチェーン店化することのお誘いを受けて、セミナーに参加したり、実際に運営している店舗の見学会にも行った。

定食屋のチェーン店の見学に行った折、どのような食材、調味料を使っているのかを見ることになったのだが、それは予想をはるかに上まわってシステム化されたものであった。そのチェーン店は今でもあるが、もともと本部機能を果たしていたベンチャー・

リンクという会社が巨額の負債を抱えて倒産したため、現在は運営権が別の会社に移行しているようだ。したがって、現在はまったく違うシステムで運営されているのかもしれない。

求められるのは腕ではなく、マニュアルとパック調味液

私が見学した当時、食材はほとんどすべてが海外で生産されたもので、メニューごとに細かく調味液が用意されていた。マニュアル化された手順を守れば、特別な技量がなくても料理が作れるわけである。その調味液を舐めさせてもらったが、「グルソ」の味ばかりが感じられ、お金を払って食べたいとは思えなかった。

煮込み料理は、すでに味付けされたものが真空パックに入って1食分ずつ納品されるシステムで、電子レンジで一定時間加熱して盛り付ければ料理は完成する。はたしてそれを料理と呼んでいいものなのかどうかは別としてだが、素材のことや味のことなどを気にしなければ、見た目だけはそれなりの定食が短時間で客の前に供される。

飲食業が好きで、お客様においしいものを召し上がっていただきたいというような夢を抱いている人が、このようなシステム化された定食屋をぜひともやってみたいと思う確率は低いだろうと思う。しかし、純粋にビジネスと割り切って収益を上げることを目的とするならば、このようなチェーン店のフランチャイジーとして加盟し、営業することはあり得るだろう。

ある意味で、極限まで原価率を抑え、マニュアル化されたシステムは、飲食業としての面白みはないが、儲かる可能性はある。町の小さな個人経営の飲食店を苦労して営業するより、ずっと楽ということも言えるかもしれない。その分、個性は失われ、味は画一的であり、自分で素材を選ぶ楽しみなどは求めても無駄なこととなる。

日本中の個人経営の飲食店がどんどん消えていき、取って代わるようにチェーン店化された飲食店が増え続けている理由はここにある。そして、マニュアルさえあればやっていける飲食チェーン店が増え続ける限り、本物の、優秀な料理人は減り、グルソを使用する店は増え続けるのである。

12

自社製品を口にしない人たち

他人の健康より収益

企業メッセージとして健康をうたう会社は数多くあるが、それは決して彼らの真意ではない。ほとんどの食品メーカーや外食産業は、消費者の健康に関して何も考えてはいない。彼らが考えているのは、どうしたら法令に違反せず、収益を上げることができるかということだ。

その象徴が食品偽装で、それが絶えないのは、彼らが本気で消費者の健康を考えていないなによりの証左だと思う。そしてそのような食品メーカーや外食産業の人たちには、中国の富裕層たちが自国の食品を食べないのと同じように、自分たちが作ったものを食べないという不文律がある。

これは、飲食業界では有名な話であるが、カップラーメンを製造しているメーカーの創業者一族の家訓は、

「創業者一族は自社製品を決して食べるべからず」

というものである。

たしかに普通に考えて、上場企業の経営者がカップラーメンは食べないだろうとも思うが、それにしても家訓にまでなっているとは、念が入った話だ。

先ごろ話題になったが、アメリカ本国のマクドナルドには、従業員専用ウェブサイト『マックリソース・ライン』というものがあり、そのサイト内では、

「ファストフードは速く、安く、手軽で家庭料理の代わりになっている。ファストフードは、忙しいライフスタイルの人にとっては便利で経済的ではあるが、カロリー、脂肪、飽和脂肪酸、糖質及び塩分が高い食品の典型で、肥満のリスクになる」

とあり、だから、**健康のためにファストフードは食べないように、というアドバイスをしていた**。実際、日本のマクドナルドの社員たちの中にも、自社のハンバーガーを食べないという人はいるし、大手パンメーカーである山崎製パンに勤める人の中にも、自社製品は食べないという人がいると聞く。

世界で禁止された食品添加物が入ったパンが売られる日本

山崎製パン系列のコンビニエンスストアをフランチャイジーとして経営している知人は、内情を調べていくうちに罪悪感に苛まれるようになり、途中で調べることを放棄してしまった。その一家は「ヤマザキ」のパンを食べない。

山崎製パンでは、**パン生地改良剤として「臭素酸カリウム」という食品添加物を使っているが、この臭素酸カリウムは、発がん性を指摘されて、一度は全面的に使用禁止になったものだ。**

イギリスでは1990年に、ドイツでは1993年に、カナダでは1994年に、中国でも2005年に、食品への使用を禁止している。FAO（国際連合食糧農業機関）と、WHO（世界保健機関）の合同食品添加物専門家委員会（JECFA：Joint Expert Committee on Food Additives）においても、

「臭素酸カリウムの小麦粉処理剤としての使用は容認できない」

と結論付けられてもいる。

「小麦粉処理剤」とは、パン製造において漂白したり、熟成期間を短縮したりできる添加物で、パン生地改良剤と同義語である。

ところが、日本パン工業会が、臭素酸カリウムの分析精度が向上したことを理由に使用の再開を求め、なぜか厚生労働省がこれを認めたため、現在は山崎製パンなど数社が、食品添加物のひとつとして使っているという例がある。日本パン工業会とはいっても、業界全体の売上高1兆3198億円のうちの64・9％にもなる8564億円を売り上げているのが山崎製パンであり、その力が圧倒的に強いということは自他ともに認めるところの事実である。だから事実上、日本パン工業会の意向はすなわち、山崎製パンの意向ということになるのかもしれない。

それでも、選択肢は消費者にある

私は、マクドナルドや山崎製パンに方向転換を迫りたいのではない。彼らは彼らの進むべき道を進めばいいいと思っている。食品や、食品添加物の安全性についてもさまざまな意見があっていいと思っている。

長期間、腐らないハンバーガーが人間の体にどんな影響を与えるのか、強烈な防腐剤、殺菌剤、膨張剤、光沢剤などを使っていて常温でもカビが生えないという「(山崎製パンの)ランチパック」を食べると体がどう反応するのか。

それは製造販売する側だけの問題ではないのだ。というか、製造側は法令を順守したうえで、自社にとって便利に使えるものを使って、消費者の希望通りに販売価格を低くして、店頭に出しているだけ、なのだ。

それを選択するかどうかは、完全に消費者に任されている。彼らは何も強要はしていない。だから消費者としても、彼らの不利益になるような情報までも開示せよ、とは強要できない。情報の価値を判断する基準もさまざまだ。誰から発信された、どの情報に価値を認め信じるのかも自由だ。消費者もメーカーも自ら信ずるところの情報に基づいて、自らの行動を決めるべきだと思っている。

13

ファミレスやコンビニで
「サラダみたいなもの」を食べても
野菜不足は解消されない、
それどころか……

体に負担をかける「サラダみたいなもの」

食事とは、約50種類の「必須栄養素」と、約5000種類の「植物栄養素」を、満遍なく、過不足なく摂取することだ。どんなに質素な食事であっても、またどれほど豪華に見えるごちそうであろうとも、この2つの栄養素が摂れないのだったら食事としての意味はない。そういう内容の食事を摂り続けていると、いずれ体のどこかで何らかの破綻が起きる。それは大概、疾病という形で表れてくるが、その時期は一様ではなく、また表れ方もさまざまだ。

それにしても、昨今の日本人の野菜摂取不足はかなり深刻な問題で、どうやらそれを補おうという意識もどこかにはあるらしく、ファミレスとかコンビニで、「サラダみたいなもの」を食べたり買ったりする人が増えているらしい。「サラダみたいな」と少し皮肉っぽい言い方をしたが、そこにはまた別の問題が存在しているからなのだ。

私の持論では、もし野菜不足を解消することが目的であるならば、その**「サラダみたいなもの」は、食べないほうがまだましなのである。もともと劣悪な環境で育った栄養**

価の低い野菜を、毒性の強い洗浄液（次亜塩素酸ソーダ、飲食業界ではジアと短縮して呼ぶ）で洗い、そのにおいを消すために何度も水洗いするので、野菜に含まれている水溶性の栄養素はほとんど流れ出てしまっている。その抜けてしまった味を補うために、アミノ酸などを使った調味液（ドレッシングなど）で強烈に味付けして食べる。それは、もはやサラダと呼べる代物ではない。

ここでサラダの講義をしても仕方がないので別の機会に譲るが、ファミレスやコンビニに並ぶ野菜も調味液も、決して体に良いものではない。それでは**野菜不足の解消にならないどころか、体に負担をかける**ことになってしまう。すでに体内にあった抗酸化物質などの栄養素を使って、無害化しなければならないからだ。

ビタミンCという名の食品添加物入り野菜ジュース

「野菜不足解消のために」という思いで市販の缶やパックに入った野菜ジュースを飲んでしまう方もいるが、これまた愚かな行為だということも付け加えておこう。これら野菜ジュースは、飲む価値はない。その作り方を知っている人は絶対に飲まない。

野菜ジュースは、いったん濃縮されてピューレ状にしたものを水で薄めて製品にしているが、その野菜はほとんど外国産である。複数の国々で、5分の1とか、6分の1程度まで濃縮したものを輸入し、国内で還元（この場合は、水を加えて薄めること）して、さまざまな添加物、香料などを加えて味を調整し製品化しているものだ。パッケージ裏の成分表を見ると、**構成物の中にビタミンCが入っているので、なんとなくいいんじゃないかと思う方がいるかもしれないが、誤解しないでいただきたい。このビタミンCは変色防止のために加えられた立派な食品添加物で、工業的に合成されたものなのである。**天然のものとはまったく違うものなので、知っておいたほうがいいだろう。消費者からみれば、ありがたくもなんともない、むしろ迷惑な話なのだが、製造者側の論理でこれを入れてある。そもそも缶詰やパックの製品にそれほど多大な期待感も持たないだろうから、そのことに関して誰も文句も言わない。メーカー側としては、これについて何かを追及されたとしても、法律的にも認められていることであるから、なんら問題になることはない。それを飲む価値があるかどうかの判断は消費者に委ねられている。

14

日本では規制なし！高濃度の硝酸態窒素入り野菜を食べるとがんになる

ヨーロッパでは規制されている硝酸態窒素濃度

日本の農業が抱えている問題はさまざまあるが、非常に由々しき事態となっているのが、硝酸態窒素の問題である。**硝酸態窒素は、EUでは人体に影響があるということで野菜に含まれる硝酸態窒素濃度の規制があるが、日本の農林水産省は確たる証拠がないとして、まったく野放し状態で安全基準すら定められていない。**だから、この硝酸態窒素のことは一般にはあまり知られていない。

農林水産省のこの見解は、トランス脂肪酸に対しての消費者庁のそれとまったく同じである。トランス脂肪酸に関しては、アメリカがその危険性を無視できず、規制を強めることとなった。おそらくトランス脂肪酸は、日本でもいつかは規制されることになるであろう。硝酸態窒素も規制される可能性が高いと私は思っている。

慣行栽培、有機栽培を問わず、販売されている野菜のほとんどには、**作物の成長に必要な窒素を補うために肥料が使われることが多い。作物を早く成長させるために大量の肥料をまくと、土は窒素過多となり、その窒素が土中の微生物の働きで硝酸態窒素に変**

わり、それを野菜が吸い上げて取り込むことになる。そして、これが**人体に入ると唾液などと混じり合ってニトロソアミンという発がん性物質が生成されてしまう**のだ。ニトロソアミンはまた、メトヘモグロビン血症（血液中に酸素と結合できない鉄分・メトヘモグロビンが増え、酸欠状態になってチアノーゼを起こす）や生殖機能障害といった重大な健康被害を引き起こすことが分かっている。ちなみに、**硝酸態窒素の含有量が多い野菜ほどまずい**ともいわれている。

なぜ土中の窒素が過多になるのか

ではなぜ肥料をまくと、土中の窒素過多、ひいては硝酸態窒素過多を引き起こすのだろうか。じつは、日本における家畜の排泄物（糞尿）は、年間約9000万トンにも及ぶといわれ、窒素分を多く含んだその排泄物の8割以上が堆肥などとして農地に入れられている。言うまでもなく窒素は、空気中に最も多く含まれる気体であり、空気のおよそ78％を占めるといわれている。また、アミノ酸や、アミノ酸が集合して造られるタンパク質などとして生体物質中にも含まれている。生物にとって必須の元素である窒素だが、近年、日本においては、過剰な家畜の排泄物を含んだ堆肥によって、農地が窒素過多の状態になり、作物の硝酸態窒素過多につながっているのだ。

水道水には規制があるのに、野菜には規制がない

硝酸態窒素の問題はかなり深刻で、野菜のみならず水にも含まれてしまっている。アメリカでは以前、高濃度の硝酸態窒素に汚染された水を飲んで乳幼児が死亡するという事件が起き、そのときの乳幼児の状態から「ブルーベビー症候群」と名付けられた。硝酸態窒素による酸素欠乏に陥った赤ちゃんが真っ青になってしまったからだ。そのことをきっかけに、WHO（世界保健機関）では、飲料水に含まれる硝酸態窒素濃度の上限値を10ppmと定めている。日本でも当然、飲料水に関してはこれに準拠しているのだが、野菜に関しては規制がない。野菜ジュースの中に、水道水基準値の10倍もの硝酸態窒素の残留が検出された製品もあった。

硝酸態窒素の大量摂取はがんを招く

硝酸態窒素を大量に摂取すると、私たちの体内では何が起こるかというと、まず体内で腸内細菌により硝酸態窒素が亜硝酸態窒素に還元される。次にこの亜硝酸態窒素が吸収されて、血液中のヘモグロビンを酸化しメトヘモグロビンという物質を生成する。この物質が、私たちの体に**酸素欠乏症を引き起こす可能性がある**といわれているのだ。しかもそのうえ、このメトヘモグロビンは、体内で第2級アミン（R2NH）と結合してニトロソアミンという**強力な発がん性物質を生じる**ことになる。

この件に関する報道がないので、あまり知られていないが、日本で売られている野菜には相当量の硝酸態窒素が含まれていると言われている。日本人の死因第1位であるがんの一因は、この硝酸態窒素にあると指摘している人さえいる。農薬や化学肥料の問題とは別に、安全性という観点で見れば、硝酸態窒素のことも考えていかなければならない。だが、低価格を追求する外食産業がそんなことを考えるはずもなく、したがって、硝酸態窒素が含まれた危険な野菜が使われている可能性はきわめて高い。

そもそも硝酸態窒素の問題は、人々の動物性タンパク質摂取と密接に関わっている。畜産業界はこれまで、自分たちの利益追求のために、不必要な量の動物性タンパク質を摂取するよう勧めてきたが、最新の栄養学はそれが間違いであったことを証明した。私たちの体は、それほど多量のタンパク質を必要としていないのだ。

私たちの体に備わっているオートファジーというシステムが働いて、自らの不要となったタンパク質をアミノ酸に分解し、それを再合成して、新しいタンパク質を作り続けているのだ。だから私は、食事から摂る動物性タンパク質は食事全体の10％の量でよいと主張してきた。もし多くの人が、私が提唱する食事のシステムを取り入れたとすると、生産される食肉の量は極端に減り、その排泄物も当然のことながら減る。結果として、過剰な窒素は徐々に減っていくこととなる。つまり、私たちの健康的な食事がそのまま、国土の健全性を回復し保持することにつながるわけだ。

15

ソフトドリンクの赤い色、じつは虫で着色されていた

毒性のあるカイガラムシが着色料に

コーヒーや紅茶をはじめとして多品目に及ぶカフェのソフトドリンクメニュー。それらに着色料や香料などの食品添加物が大量に使われていることはもちろんだが、そのカラフルな色の原料に虫が使われていることはご存じだろうか?

ソフトドリンクの色付けに使われる食品添加物「コチニール」は、カイガラムシという昆虫から抽出したどぎつく赤い液体で、毒性があるとされている。数年前まで「カンパリ」というリキュールに使用されていたことで耳にされた方もいるかもしれない。

以前、スターバックスコーヒーの「ストロベリー&クリームフラペチーノ」に「コチニール」が使われていることが発覚し、物議をかもしたことがあった。

いくら食品添加物メーカーが安全だと主張しても、「コチニール」が、他の食品や化学物質と体の中で混ざりあったときにどのような反応が起こるかが明らかでないため、安全と断定できる保証はどこにもない。**食品添加物の安全は単体では証明されているとされているが、他の物質と化合したときの安全性については、一切証明されていない。**

急性アレルギー反応を引き起こす「コチニール」

2012年5月には消費者庁が**「コチニール」の摂取で呼吸困難などの急性アレルギー反応が起こる可能性がある**として注意を呼びかけた。

「コチニール」という着色料は、件《くだん》の「ストロベリー&クリームフラペチーノ」に限らず、さまざまな加工食品や飲料、化粧品（口紅）などに広く使われている。原料になるカイガラムシは中南米などに広く生息している虫で、アステカやインカ帝国などでも養殖されていたという記録があるが、彼らは布などの染色に使っていた。もちろん、食品の色付けに使った形跡はまったくない。

現代日本においては、食品衛生法で食品添加物として認められていて、飲料やお菓子、医薬品などにも使われているが、そのことに疑問を呈する人たちも多くいる。

そして、2013年4月に、国内の病院で、この「コチニール」入りの飲料による急性アレルギー反応を起こした患者の報告があった。また、それ以前にも「コチニール」摂取による急性全身性アレルギー反応、いわゆるアナフィラキシーショックが報告されていたということもあり、消費者庁は注意喚起をすることになった。

近年、さまざまな物質に対するアレルギーが急増しており、その原因物質を特定するのも大変な状況なので、上記の報告が本当に「コチニール」によるアレルギー反応なのか、はたまた、他の物質によるものなのか、または、それらの複合的なものであるのか、実際には判断がつかないのではないだろうか。

危険な着色料はまだまだある

コチニール以外にもさまざまな着色料があり、コールタールから作られる化学合成のものから原材料自体は自然由来のものまで数え切れないほどであるが、化学合成のものについては世界的に規制を強める方向に向かっている。

FSA（英国食品基準庁／Food Standards Agency）は、合成着色料がADHD（注意欠陥・多動性障害／Attention Deficit Hyperactivity Disorder）になんらかの影響があるとして、メーカー側に自主規制を求めている。ADHDは、生まれつきまたは新生児期までに脳の発達が損なわれる障害で、注意力に欠け、落ち着きがなく、衝動的な行動をとるなどの症状があり、成人前までに症状がおさまるとされていたが、近年、症状は生涯にわたるものだといわれ、世界的に問題になっている。ＦＳＡの要請を受けてＥＵでは、規制を強める方向に動いているし、オーストラリアやニュージーランドでも同様である。また、アメリカでは消費者団体が食品メーカーに対して、合成着色料を使用しないよう求める署名運動が展開されている。

自然由来の着色料の危険性

「自然由来の着色料は安全」というイメージをお持ちの方が多いかもしれないが、じつはそうとも言い切れない。例えばアカネ科のセイヨウアカネの根から作られるアカネ色素などは、安全であるといわれてきたが、近年になって変異原性を起こすことが分かった。日本でも昔から着色料として使われてきたクチナシも、厳密に言うと安全性に疑いが持たれているし、ウコン（ターメリック）に含まれる色素クルクミンにも染色体異常を起こす疑いがある。ブイヤベースなどに使われるサフラン（ベニバナ）も、自然の着色料としてよく使われてきたが、これにもアレルギーを起こす疑いが持たれている。料理は、見た目も重要だから色鮮やかに仕上げたいと考えるのも分からないではないが、度を超すとよろしくない、ということだろう。

この問題に関しては、さらに研究を重ねることが大事だと思ってはいるが、現時点で解明されていない危険性を考慮して、食を提供する側が積極的に合成着色料を排除することに取り組むべきだと、私は考える。外食産業が進んでこの問題に取り組むことで、失われた信頼の一部でも回復できたら、それは意味のあることではないだろうか。

いずれにしても、食品添加物の安全性は１００％確認できているわけではなく、摂取された体内で二次的、三次的にさまざまな反応を引き起こす危険性は常に存在しているわけだから、極力使用・摂取を控えるべきだろう。

まさかファミレスのドリンクバーで急性のアレルギー反応が出た、などということにはならないだろうが、絶対にないとも言い切れない。そんなものを摂取するかどうか、それこそ消費者自身の判断以外にはない。

16

お手頃フィレステーキの正体は、結着剤でつながれたくず肉！

くず肉+化学合成物質=フィレステーキという現実

数々の百貨店の食品売り場で、長年にわたって食品の偽装が行われていたことが、昨年明るみに出た。ある百貨店では、テナントのひとつとしてレストランフロアに出店していた老舗洋食店でも牛肉の偽装があった。「ビーフフィレステーキ」というメニュー名で、結着剤でつないだ牛肉を出していたのだ。その洋食店は、

「厚さをそろえるために重ねただけで『加工肉』にあたるとは思わなかった」

「業界では一般的な調理法なので認識不足の点はあったが、それを虚偽表示といわれるのはおかしい」

と言っている。

たしかに以前から**外食業界では、ごく当たり前に結着剤を使っている店があったことは事実**だ。だから、この結着剤使用の加工肉はおそらくは、消費者の想像以上に出回っている。結着剤は食品添加物の一種で、レストランには食品卸業者から普通に納品される。使うと便利なので、繁華街によく出店している安価なステーキチェーン店などの肉

はほとんどすべてが、この手の肉なのである。結着剤として使われているのは、重合リン酸塩、ポリリン酸塩、ピロリン酸塩などだ。調理場で働いているスタッフが、このような化学物質の名を知っているわけではない。もちろんその毒性についても何も知るはずがないだろう。調理の仕事をするために、そのことについての特別な知識など必要はないのだから。

百貨店に出店していた老舗洋食店が、どんな肉を結着させて使っていたのかまでは分からないが、街中の安価なステーキチェーン店や、ファミレスなどでは、**ハラミ肉（横隔膜）や加工段階で出てくるくず肉をまとめ、それを固めて**成型したものが使われていることが多い。しかし、そのような肉はそもそも硬いので、そのまま固めたのではとても食べられない。そこで、**化学的に合成して作られた「タンパク質分解酵素」を使って柔らかくした後に、脂身や卵白などを加え、何層かに重ねてからプレスして作る。それを切りやすいようにいったん冷凍してから、規定の厚さにカットしてステーキ肉に仕立て上げる**のだ。さらに原価を落とすために、牛肉以外の肉を使っているところもあると聞く。はたしてそれをステーキと呼んでいいものなのかどうかも問題だが、そんなにまでして肉を食べなければならないのかどうかも、考えなくてはならない問題だろう。

この百貨店では他の出店テナントでも、豚肉を使っていたにもかかわらず「和牛メンチカツ」というメニュー名で料理を提供していた。これも大問題だ。数年前のミートホープ事件はこの業界に、何の教訓ももたらしていなかったということになる。出店テナントが店で何を出しているのか把握していないのだったらそれは百貨店側にも責任がある。要するにこの一件で、百貨店側の管理体制がまったく整っていないということも露呈してしまったわけである。

ミートホープ事件で露見した人々の無関心

2007年に北海道のミートホープ社という会社が起こした「食肉偽装事件」は、私たちを震撼させた最初の食品偽装事件だったかもしれない。北海道苫小牧市の食品加工卸会社ミートホープ社は「牛挽肉100％」と表示しながら、実際には豚、鶏、羊などの、それも廃棄予定の肉を使っていたり、挽肉の着色に豚や牛の心臓を混ぜていたり、色味を調整するために動物の血液を混ぜていたり、鳥インフルエンザで価格が落ちた中国産カモ肉まで混ぜていたり、オーストラリア産を北海道産と表示したり、さらにはブラジル産の鶏肉を国産と偽っていたりと、やりたい放題のムチャクチャを、数年間にわたってやり続けていたという、ひどい事件だった。ミートホープ社から出荷されたのは年間417トンともいわれ、それを使った業者は全国で256社にのぼると発表された。最悪だったのは、22道府県の学校給食にも使われていたということだ。スーパーでもハンバーグや肉団子などになって販売されていたし、社員食堂や学生食堂、病院などの給食や、レストランにも出荷されていた事実が明らかになったときには、鳥肌が立ったことを今でも鮮明に憶えている。外食だけでなく、当時、不用意にコロッケなどの惣菜、冷凍食品やレトルトカレーなどを食べてしまった方は、もしかしたらこのミートホープの偽挽肉を結果的に食べてしまっているかもしれない。なにしろ計47品目の加工食品に化けていたのだから、その可能性は誰にでもあったともいえる。

関心を持たないメディアや消費者

しかし、そのことにも増して私が問題視していたのは、2002年の段階ですでに当時の工場長が**内部告発をして、地元紙に食品偽装事件が掲載されていたにもかかわらず、社名と地域が公表されず、公的機関も動かなかった**という事実なのだ。

その工場長はやむなく保健所、役所に告発したのだが、これまた門前払いで、遂には警察に訴えるのだが、警察は被害届が出ていないことから確認が難しいなどの理由で、またもや受け入れてもらえなかったのだった。結局、工場長はミートホープ社の食品偽装を告発するため、同社を退社し、同時に退社した数名の幹部とともに北海道新聞社とNHKにも告発文を送ったが、なんとどちらもこれを黙殺した。ようやく2007年春になってから、事態が一変したのはDNA検査の結果、偽装が立証されてからなのだ。

この事件でよく分かるように、**一般の消費者のみならず、公的機関や警察、メディア関係者も自分たちが食べるものに対して特段の関心を持ってはいない。そういうことの延長線上に食肉生産の現実がある**と私は思っている。

整わない法整備

偽装表示問題では、食品の表示に関してきちんとした法整備ができていないことも問題のひとつである。食品表示に規制がないわけではないが、非常にあいまいなのだ。「偽装表示」と、ひと言で言ってしまっているが、これに関係する主な法律だけでも、

景品表示法

ＪＡＳ法

不正競争防止法

などがあり、それぞれカバーしている領域が違っている。

今回の一連の偽装表示問題が、どう決着するにせよ、消費者がこの問題を甘く見ないで、今後偽装に関わった企業の商品を買わない、そのような店で食事をしない、というようなことになれば、改善されていくのかもしれない。

これまでの例で言えば、消費者は短期間のうちにこのような事件を忘れ、やがて容認してしまう。そして企業側もそのような消費者の甘さを承知しているようにさえ思って

しまう。消費者は、自分が食べているものに対してもっと関心を持ち、自分の目できちんと選択するべきだ。本来であれば、消費者がそんな努力などせずに、食べるものは専門家である飲食店や、総菜店、青果店、鮮魚店、食肉店などに任せたいところだが、それが望めないとしたら、自ら選択眼を養うしかない。今現在、信頼できる店が身近にあるのなら、その店を応援するべきだと思う。それは、その店のためだけではなく、消費者自身のためでもあるのだから。

食品偽装事件が起きる舞台裏

現場で働く人たちは別として、飲食・食品関係の会社の経営に携わっている人たちのほとんどは、じつは「食べもの」に関心を持っていないというのが悲しい現実だ。彼らの興味は、どうやって収益を上げるか、そのためには、どこまで原価を下げられるか、人件費を削れるか、というところに集中している。どうしても削ることができないのは地代で、自分が所有している土地で商売をする以外、この地代をゼロにすることはできないのだ。百貨店やショッピングセンターや駅ナカなどに出店すれば、賃料を取られる。当たり前のことだ。地代は飲食業でなくてもかかるものだが、飲食業では食べものを扱うため、他業種に比べて売れ残りを廃棄しなければならないスパンが大変短い。経営側の目で見ると、その日々のロスと地代という重しは非常に厳しい。

飲食店と百貨店の関係

平均的には飲食店は総売り上げの10～15％程度を固定賃料として計上していて、百貨店などの出店料は、もっと高いこともある。百貨店の賃料は、最低金額を決めたうえで、売り上げに対してのパーセンテージで支払われるケースが多い。出店する側としては、売り上げが上がれば賃料も上がるが、製造量が増えて原価率が下がるなどのコストメリットが出るので、少しでも売り上げを上げたいというのが本音だ。

百貨店もテナントの賃料で利益を上げなければならない。同じパーセンテージならば、売り上げが上がれば百貨店に支払われる賃料も上がる。売り場担当者の業績もそれで評価される。

出店しているほうも、させているほうも、どちらも1円でも多く売り上げを上げたいわけである。そして無駄を排して、廃棄ロスを可能な限り少なくして、収益を上げるために努力する。それは、いいことのように思えるが、行き過ぎると今回のような偽装事件にも発展する。

先々のことまで考えることができれば、2013年に発覚したクルマエビの名称詐称のように食材の名前でウソをついたり、貼り付け合わせた肉でごまかしたりなどするわけもないのだが、とにかく目の前の売り上げを上げることが至上命令のようになってしまって、そのことだけしか考えられなくなってしまうと、お客様が望んでいることを実現するという商売の基本中の基本にさえ目が向かなくなってしまうものなのだろう。

バブル崩壊以降、上がってしまった地代は大幅に下がることはない。しかし、消費者が飲食にかける費用は年々下がり続けている。あってはならない食品偽装事件は、そんな背景の下で、起こるべくして起こった事態ともいえる。

17

白身魚のフライ、その魚の正体とは？

名前を語られない魚たち

私が、以前から気になっていたのは、揚げ物中心で若者をターゲットにしていると思われる洋食店やファミレス、総菜店などで出している**「白身魚のフライ」**だ。**「白身魚」と呼ばれているのは「オヒョウ」という魚が大半だと思われるが、これを「オヒョウのフライ」という店は、ただの一軒もない**だろう。

オヒョウは、大きな鮃（ヒラメ）ということで「大鮃」と書くのだが、カレイ目カレイ科の魚である。かなり大型の魚で、全長は1~2メートル以上、大きいものは8メートルを超え、体重は200キログラムになるものもある。北の海の水深400~2000メートル付近の海に生息している、深海魚の一種だ。体はメスのほうが大きく、オスはメスの3分の1程度の大きさにしかならないといわれている。そもそも市場では、あまり扱われていなかった魚で、**仕入れ価格が安いために、近年になって飲食業界でよく使われるようになった**ものだ。フライやムニエルなどとして出されることが多い。カレイより大味で、味が格段に落ちるので、煮付けなどで出されることはまずないのだが、

甘辛味をつけて定食のおかずとして「カレイの煮付け」というメニュー名で出されることもある。オヒョウは、カレイ目カレイ科の魚なので、これが偽装になるのかどうか、微妙ではある。カレイではないとも言い切れない。

偽装表示と不当表示

同じカレイ目では、オヒョウに並んで回転ずしのエンガワに使われるカラスガレイ、アブラカレイなどが安価な魚として有名だが、さらに原価が安いものもある。**「バラムツ」とか「アブラソコムツ」などのような深海魚だが、これらは食品衛生法第1章第6条2項に該当する食品として厚生労働省から販売禁止指定されており、市場には流通しないことになっている。**

魚の油分の中に、人間の消化酵素では分解できない成分を持っているからだが、それはいわゆる蝋《ろう》（ワックスエステル）である。人によってもかなりの差があるが、食べ過ぎると下痢をしたり腹痛を起こすこともあるので注意が必要だ。時にその成分がそのまま肛門から流れ出てしまうこともあり、ひどい場合には皮脂漏症といって、皮膚から脂がにじみ出てきてしまうということにもなりかねない。そのようなものを食べた後、頻繁に腹痛を起こす人が、自分は消化器が弱いのだと勘違いする場合があるが、実際にはそうではなく、消化できないものを消化器の中に入れた結果起こることなので、弱いわけではなく、むしろ正常な反応だともいえるわけだ。

これら危険な深海魚は販売禁止されているのだが、漁の際に刺し網やはえ縄などにかかることが多く、揚がったものを引き取っていき、**加工して販売する業者もいると聞く**。なにせ1メートルを超す大型魚なので、切り身にすればかなりの数が取れる。

食品衛生法に限ったことではないが、法律を守る気がない人にとって、その法律は何の意味もない。人間が行うすべての行為を監視することができない以上、完全に取り締まることなどできるはずもない。だから偽装が行われることになるのだが、私は基本的に、需要がなければ供給はされないと思っている。要するに、そのような品物を扱う飲食業者がいることが、商売を成立させているということだ。そしてさらにそのようなものを食べる客もいるのである。

原材料を、オヒョウ、カラスガレイ、アブラカレイ、バラムツ、アブラソコムツ、と書かずに白身魚と書くのは、偽装表示ではないのかもしれないが、まぎらわしい不当表示ではあるだろう。

「白身魚」に変身するアメリカナマズ

同じように、正しく表示されない、またはできない魚に「ナマズ」がある。昔からナマズ料理というのがあるくらいなので、日常的に食べられてきた食材なのだが、最近、安価な飲食店などで使われているのは、日本の川や湖や沼などに以前から生息していた「ニホンナマズ」ではなく「アメリカナマズ」と呼ばれる、これまた大型のナマズである。ニホンナマズとあえて呼ぶようになったのもつい最近のことで、アメリカナマズが日本に入ってくる前は区別する必要もなく、単にナマズとだけ呼んでいた。アメリカナマズの正式名はchannel catfish（チャネル・キャットフィッシュ）という。ニホンナマズは大きくてもせいぜい30～40センチメートルくらいのものだが、このアメリカナマズは大きいものだと1・5メートル以上になるものもある。**スーパーなどで加工して、パン粉までつけて売っている「白身魚のフライ」にも、これがよく使われている。**アメリカナマズはまた、一時**「清水ダイ」という名称で回転ずしや居酒屋のメニューに出ていたこと**があるが、さすがにまぎらわしすぎるということで、水産庁が業界指導をして名称を変えさせたという経緯もある。その後これが、どんな名称で出ているのかは不明である。白身魚という名のついたメニューの半分くらいは、このアメリカナマズかもしれない。他にも仕入れ値が安くていろいろな用途に使える魚はある。

「スズキ」に変身するナイルパーチ

「ナイルパーチ」もそのひとつで、これは本当にナイル川流域原産の淡水魚で、かなりどう猛な肉食魚である。ものすごい食欲で、アフリカ最大の湖であるビクトリア湖の固有種を食い尽くし、生態系を破壊した犯人だともいわれている。日本の安価な飲食店ではこのナイルパーチは、**「スズキ」という名をつけて出されている。**本物のスズキは、初夏から夏にかけて旬を迎える魚で、日本の近海で獲れる魚の中では比較的大型のものだ。出世魚と呼ばれる魚のひとつで、ヒカリゴ、コッパ、セイゴ、フッコ、と名前を変えて、4年もの以上で体長が60センチメートルを超えるようなものになると、初めてスズキとなる。きちんとした和食の店では夏に「あらい」にして出す。刺身もいいのだが、「スズキはやはりあらいだ」という和食通も多い。

一方、体長2メートルにも及ぶナイルパーチは、あまり高級でないホテルのレストランのバイキングや、ソテー、グリル、ブイヤベース、アクアパッツァなど、洋風の料理として便利に使われているし、和風料理の焼き物にも、濃い味をつけて使われている。味噌（これも本物の味噌ではないのだが）に漬けて、西京漬けのような料理としても出されている。

本物の味が食べられなくなる日

アメリカナマズやナイルパーチでおなかを壊したという話も聞かないので、これはこれでいいのかと考えなくてはいけないかと思ったりもするのだが、食文化という観点、そして本物の味という意味からすると黙って見過ごすこともできない気がする。もともとの味を知らずに、この手の食材の味だけしか知らないのは、不幸なことなのではないかと思う。それでも、食べるものは少しでも安いほうがいいのだというならもうそれ以上何も言う気はしないのだが、いずれにしても使っている食材は、ごまかさずに表示したらどうだろう。商売の邪魔をするつもりはないが、いくらなんでもナマズにタイを名乗らせたり、アフリカの川の暴れん坊をスズキと呼んだりするのは、度を超していると言わざるを得ない。

といっても、とにかくただ儲けたい一心の飲食業者や卸業者をいくら説得しても無駄なことは分かりきっているのだから、結局のところ、消費者がある程度の知識・情報を身につけ、自分が食べているものに関心を持って、自分で食べるものは自分で選択するという意志と意識を持たなければいけないということだ。

18

中国でさえ輸入を禁止している
アメリカ産牛肉を使用する外食産業

貧困が拡大する日本

日本人の所得が年々下がり、現在、貧困層の拡大が止まらず、先進国中で最悪に近い状況にまで追い込まれているのをご存じだろうか。厚生労働省は2011年、日本の「相対的貧困率」を発表した。それによると日本の貧困率は16・0％と、過去最悪を更新した。OECD（経済協力開発機構／Organization for Economic Co-operation and Development）の報告書（2008年）によれば、加盟30か国の平均は10・6％である。年度が違うので誤差があるかもしれないが、単純にこの数字に日本の貧困率16・0％を入れてみると、それはメキシコ（20％）、アメリカ（17％）に次いで、世界第3位ということになる。

当然のことながら、日本の18歳未満の子どもが貧しい生活環境の中で育つ割合を示した「子供の貧困率」も15・7％と、これまた過去最悪の水準である。さかのぼってOECDの調査結果を見てみると、80年代バブル期の日本の相対的貧困率は13％ほど。90年代に入ってどんどん上昇し、完全な右肩上がりとなる。「失われた20年」はまさに、日

表1　相対的貧困率の年次推移

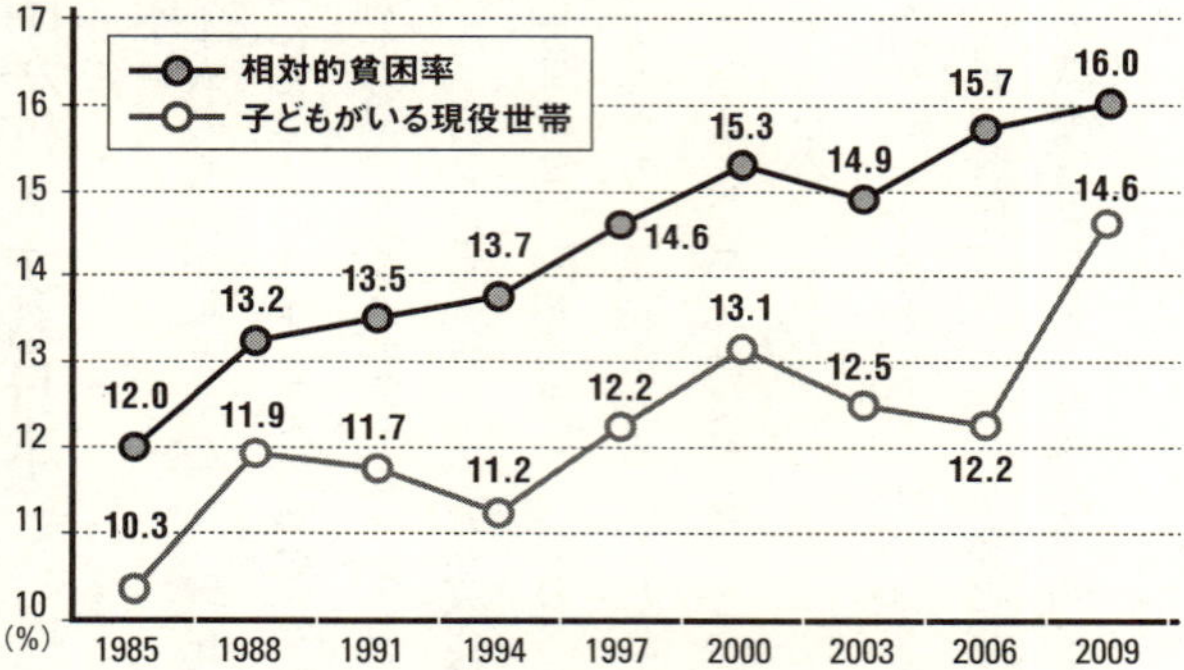

（資料）厚生労働省「平成22年国民生活基礎調査の概況」

表2　生活意識別に見た世帯数の構成割合

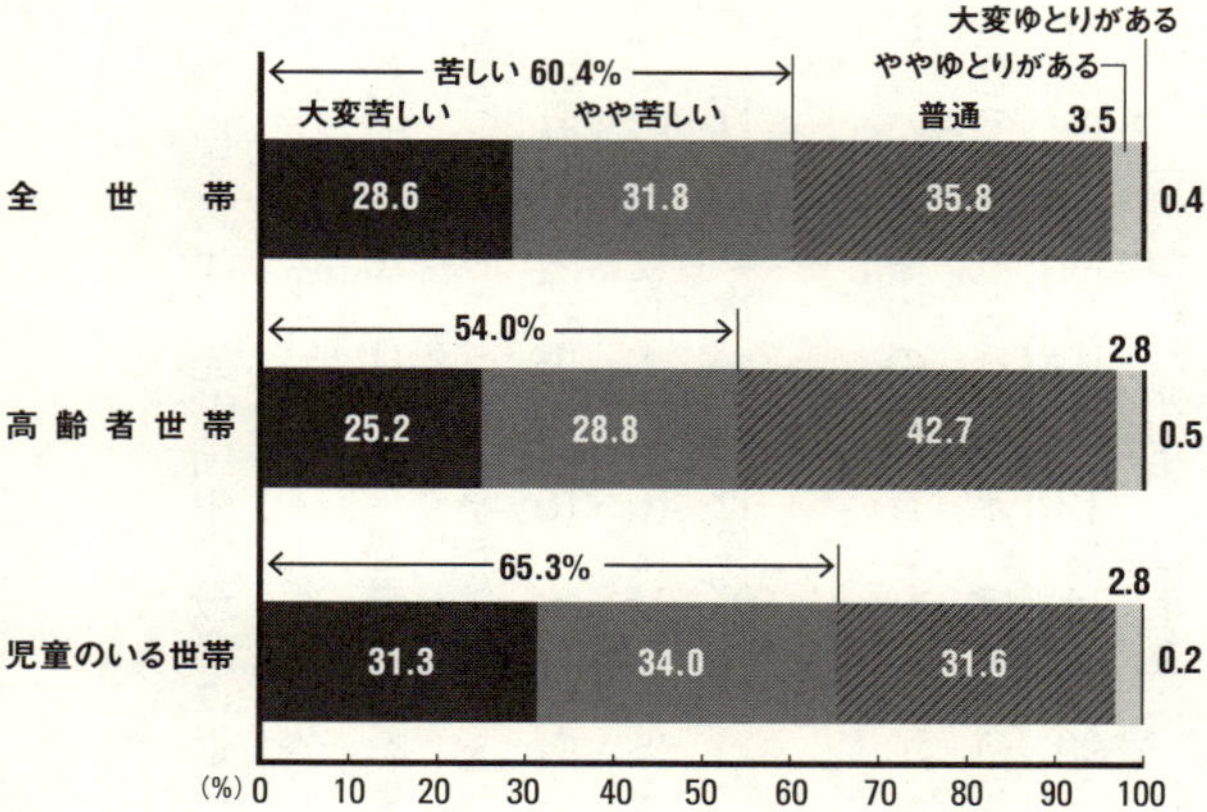

表3 1世帯当たり平均所得金額の年次推移

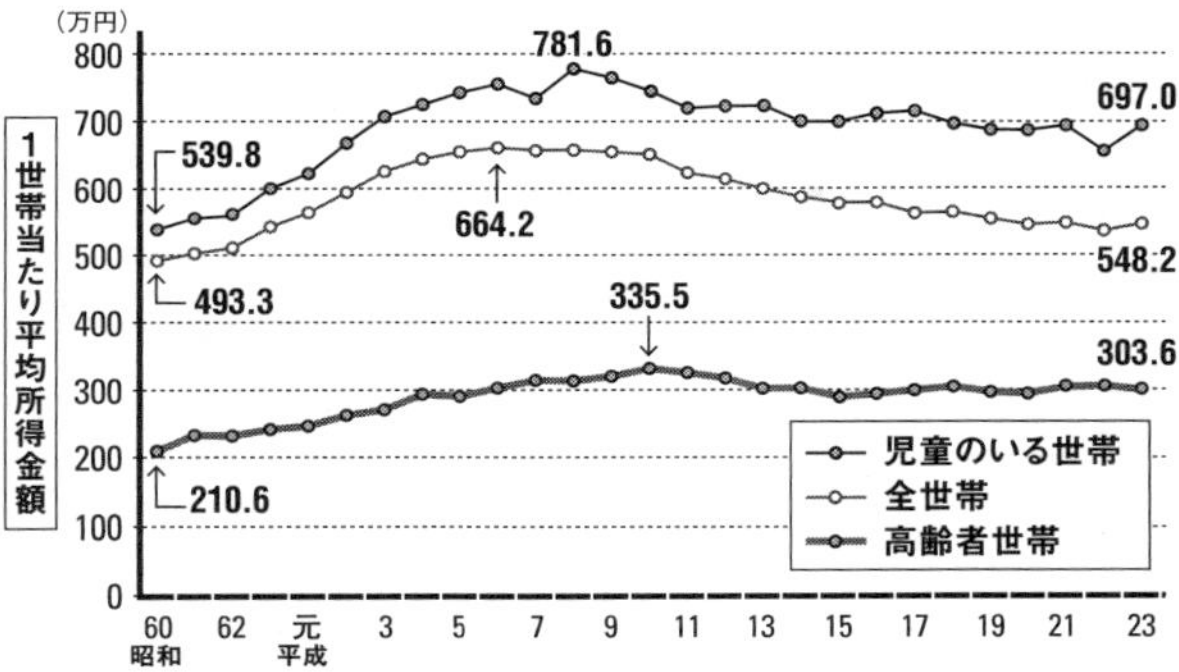

本からお金が失われ、国民が貧乏になっていった20年なのである。厚生労働省の２０１２年の調査（震災のあった福島県を除く）によると、生活が「大変苦しい」「やや苦しい」と答えた世帯は全体の60・４％にも上る。

そして、今後、日本の経済状況がよくなることはほとんど見込めないというのが冷静な、また正確な見通しだろう。同じく２０１２年の調査では、日本の1世帯あたりの平均所得金額は、バブル期後からじりじりと減り、多少の増減はありながらも全体的に徐々に減少している。

もうひとつのデータを見てみる。エンゲル係数だ。これは、ドイツの社会統計学者エルンスト・エンゲル（Ernst Engel）が提唱した社会

表4　エンゲル係数の推移

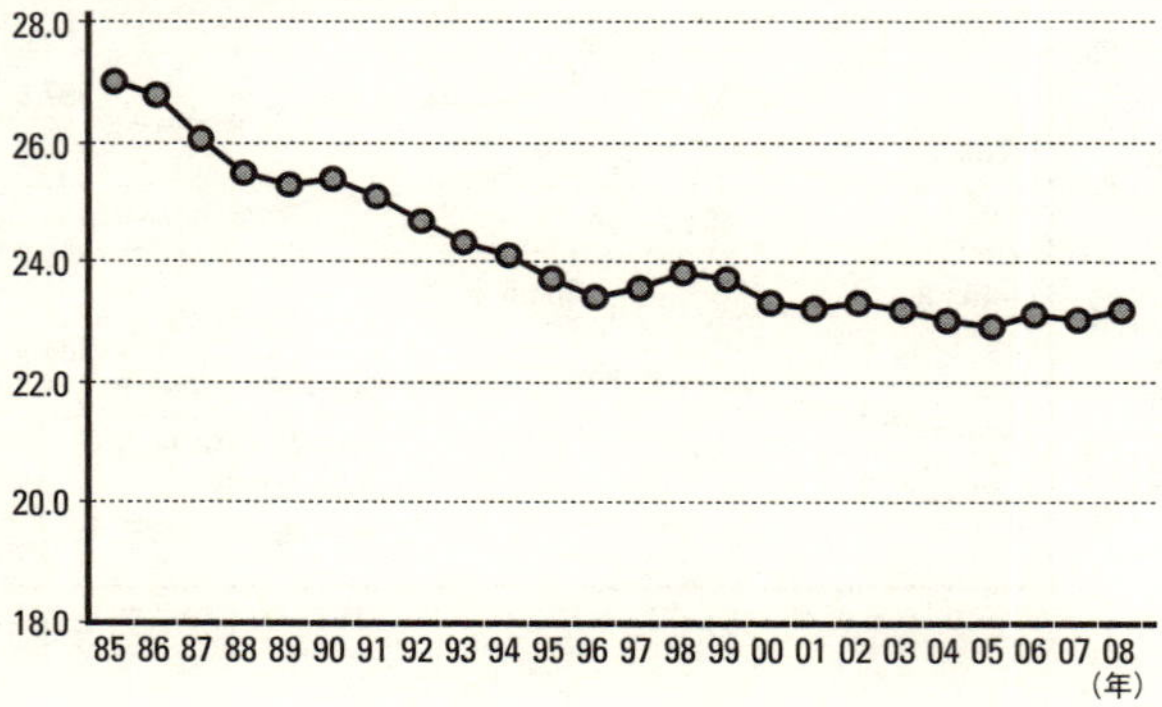

学的な見方のひとつで、消費支出に占める食料品の割合を示したものだ。基本的には、**社会が豊かになればエンゲル係数は下がるといわれているが、現代日本は、それには当てはまらない。**日本は国全体（社会）が貧しくなっているのにもかかわらず、エンゲル係数も下がっている。その内容を分析するまでもなく、**国民全体が食べるものにお金を使わず、安いものを買いあさっているということになる。**

モンサント社と経団連会長の濃密な関係

そのニーズに応えるために、外食産業、食

品業界は、必死で安い原材料を探し、製品化して供給しているともいえる。その象徴的存在が牛肉と、牛肉を加工して作られる牛丼やハンバーガーなどのファストフードだ。

中国でも牛肉の輸入が、過去最高水準に達するといわれている。2013年には、オーストラリア、カナダ、ウルグアイなどからの牛肉の輸入は前年の4倍にも達し、26万トンを超える見込みだ。今や中国は、大きく様変わりして、世界最大の食肉消費国となり、所得の増加に伴って牛肉の輸入も拡大しているのだ。

しかし、**そんな中国でもアメリカ産の牛肉は輸入を禁止している**。その理由は、BSE問題の不安が解消されていないということもあるが、もっと**不安視されているのが、モンサント社が製造していた遺伝子組み換え牛成長ホルモン**と呼ばれるものの存在なのだ（2008年に牛成長ホルモン部門を売却、撤退したが、製品自体は流通しているという）。モンサント社はもともと、硫酸やPCB（ポリ塩化ビフェニル）などの化学薬品メーカーだったが、農薬メーカーに転じ、その後、ベトナム戦争で使われた枯葉剤を製造するようになった。ちなみに当時使用された枯葉剤の製造メーカー数社の中で最もダイオキシン濃度が高いものが、モンサント社製だったという。

1990年代半ばからは、自社の除草剤「ラウンドアップ」と、それに耐性を持つ遺伝子組み換え作物をセットで開発・販売している、アメリカに籍を置くグローバル企業で、遺伝子組み換え作物の種の世界シェアは90%といわれる。

日本においては、住友化学株式会社と合弁企業を作っており、この会社の米倉弘昌会長は同時に、経団連（一般社団法人日本経済団体連合会）の会長（2014年6月退任予定）としてTPP参加を強力に推し進めている。

通常の3倍量の牛乳を生産し、抗生物質を投与される牛の肉

化学薬品メーカーだったはずのモンサント社は、農作物だけでなく牛肉生産にも関わって、遺伝子組み換え牛成長ホルモンを生み出した。消費者の強い反対にあって売り上げが伸びず撤退したとはいえ、商品自体は出回っているといい、その影響ははかりしれない。

遺伝子組み換え牛成長ホルモンを注射された牛は、通常の3倍量もの牛乳を生産する。

しかし、その牛には乳房感染症が増加する。それを防止するために**抗生物質が過剰投与されるので、肉や牛乳の中に、人間の乳がん、結腸がん、前立腺がんを増加させるといわれている「高レベルインスリン様成長因子」が増えることにもなり、安全面での不安はぬぐえない。そんな乳牛の肉も、食肉として輸出される。だから、中国はアメリカ産牛の輸入を禁止している。**

ところが、**今現在でも、日本にはこの危険な牛肉が安価に輸入されている。さらにTPP参加後は、これら危険な牛肉や乳製品が大量に入ってきて市場に出回ることになる。**あるいは、モンサント社の遺伝子組み換え牛成長ホルモンそのものが合法化され、一般的に使われるようになるかもしれない。ファストフードや他の外食産業は、消費者にこの事実を知らせてから食材として使うべきではないのか。中国産の食材や食品の危険性については、他ページでも書いたが、その中国でさえ（と言っては失礼かもしれないが）、アメリカ産の牛肉は危険度が高いので輸入していないという事実をどうとらえるのか。この問題は、外食産業だけが抱えた問題ではないということをはっきりさせておきたい。

19

下水がラードに変わる国、中国

暮らしに入り込む危険な中国産食品

中国産の農産物や加工食品が非常に危険だということはすでに述べたが、リアリティを持って受け止めていない人も多いかもしれない。私は、国や民族などに対して差別感情などを持つことは一切ないが、それでも中国産の食品は危険度が高い、ということをお伝えしたいと思う。もちろんすべてが危険とは言わないが、確認のしようがないことが多すぎる。

私自身を含め、注意深く中国産の食品を避けている人でも、おそらくはもう、かなりの量の危ない中国産食品を食べてしまっているかもしれない。友人とお好み焼き店に入って小麦粉や野菜の出どころをいちいち確認できるか、仕事の懇親会で出された料理の食材をすべて確認できるか、旅先で入った居酒屋で締めに出てきたアナゴ丼の米は中国産である可能性がゼロか……。食に関する情報量も多く、ゆえに相当に気を付けて食生活を送っている私でさえ、疑問な点は多いのだ。もちろん、ファミレスやファストフード店で米を食べたとしたらほぼ間違いなく中国産米を食べていることになるし、外食をしたり冷凍食品などを食べる機会が多ければ、それだけ中国産食品を食べた可能性も高くなる。

中国産米は重金属に汚染されているだけではなく、認可されていない違法な遺伝子組み換え作物である可能性も否定できない。中国では確認されていない遺伝子組み換え作物の栽培が日常的に行われていて、中国人自身も、それが遺伝子組み換え作物であることを知らない場合もあるという。これは、遺伝子組み換え作物が普及すればするほど起こることだと、専門家の間では以前から指摘され続けてきた問題でもある。共産主義国家であっても、農業に関して完全に統制しコントロールすることなど不可能なのである。知識を持たない人々がその危険性も知らされず、栽培がたやすいとだけを教えられ、簡単にカネに換えられる作物があることを知ったら、それを選択するのは当然のことではある。残念なことに中国の農家の方々の意識はとても低い。国としての中国は大変厳しい基準で農産物や加工食品を管理していることになってはいるが、その管理体制はまったくといっていいほど機能していないというのが実情なのだ。

魚介類から農薬が検出されるって?

日本の厚生労働省が摘発した「輸入食品等の食品衛生法違反事例」では、輸入食品中の中国産食品の違反事例が数え切れないほどある。**「ナッツ類」からはダイオキシンより強烈な発がん性の高いカビが、「ウーロン茶」からは下痢や嘔吐などの健康被害をもたらす殺虫剤フィプロニルが、「冷凍焼きアナゴ」からは大腸菌群が、「キクラゲ」や「シイタケ」などの乾燥食品からは気管支障害やアレルギー反応などを引き起こすといわれる漂白剤と二酸化硫黄が、「ハマグリ」や「アサリ」からは、危険な除草剤プロメトリンが……と挙げればきりがないほど検出されている。**

魚介類から農薬が検出されるというのは不思議に思われるかもしれないが、要するにこれは、**大量に散布された農薬が川から海にまで流れ込んでいるからなのである。**そして重要なことは、摘発されているのはごくごく一部であるということだ。輸入食品の検疫検査は全体の1割で、あとの9割はノーチェックで市場に出回っている。それらの食品が、外食チェーンやコンビニの弁当などに、そしてスーパーの総菜や持ち帰り弁当などに化けて私たちの食卓に上がっている。

下水溝に溜まった油で作る「下水ラード」

以前、飲食業界の中で話題になった**「下水ラード」とか「地溝油《ちこうゆ》」と呼ばれている油のことはご存じだろうか。工場などの排水溝や下水溝にたまった油を集めて、ろ過して作るもので、信じられないのはそれをまた、食用油として売っている**ことだ。これは中国でも社会問題化しているのだが、今でも使われているという。事情を知っている人に言わせると、中国を旅行することがあったとしても、屋台などの安い飲食店では食事をしないほうが無難だそうだ。そういう店ではかなりの確率で、この下水ラードを使っているとのことである。そんなものが、それほど大量に作れるのかどうかという疑問も残るが、これが日本に入ってきているのかどうかは不明ではある。このことひとつをとってみても、日本との違いは明らかである。中国の人たちは、そこに罪悪感はないようなのだ。そういうことにまったく頓着しないと言ったほうがいいのかもしれない。それは、国民性の違い、ということで片付けられるものではないが、かといって私たちにはどうにもしようがないことでもある。避けて通るしかないことだ。

「国産」に化ける中国産原材料

話を日本に戻すと、前述のように日本の法律では、**原材料の一部が中国からの輸入食品であったとしても、国内で加工・製造した場合、それはれっきとした国産品となるし、何種類かの食材が混ざった食品の場合でも、50%以上使用した食材の原産地表示だけでよい**ということになっているのだから、中国産食品が半分以下の割合であったなら表示もされない。とすると、私たちが知らない間に中国産食品を口にしても分からないということになる。

いろいろな意味で格差が大きく広がっている中国だが、このような現実を知っている富裕層の人たちは、中国産食品を決して口にしないという。富裕層の人たちが食べる農産物、食品はすべて日本や東南アジアから、カネに糸目をつけずに輸入したものである。

そしてその富裕層の一部は、自国の危険な食品を海外に輸出して換金している。そこにもまったく罪悪感はないらしい。文化が違う私たちが、それを責めても詮無いことだ。中国でビジネスをしている、あるいは、していた人たちから話を聞くと、彼らは口をそろえて、その文化の違いを強調し、なじめないところがあることを告白する。

1万頭の豚の死骸が浮く上海市の川

2008年1月に発覚した「中国製冷凍毒ギョーザ事件」（2007〜8年にかけて中国河北省・天洋食品の冷凍ギョーザを食べた日本人計10人が下痢などを訴えた事件。ギョーザから殺虫剤が検出され、2010年に元臨時工員が逮捕、起訴された）のことは憶えている方も多いかと思う。発生から6年を経て、犯行が計画的で悪質であったとして、ようやく犯人の呂月庭被告に無期懲役が言い渡されたが、事件の後も中国食品業界はいっこうに改善されていないどころか、ますますひどい状況となっている。

2013年、**上海市の川で、なんと1万頭もの豚の死骸が浮くという衝撃的な事件が**

起きたことがあった。その1万頭はすべて病気にかかった豚だったのだが、中国の畜産業界のあまりにもひどい状況を、中国政府が捨て置けず、一時的に流通管理を厳しくしたことがある。その結果、ヤミルートを使っても販売することができなくなった畜産業者・生産者が、処分に困って川に不法投棄してしまったということなのだ。これは相当のインパクトがある事件で、日本の飲食業界も震撼させられた。そして、だとするならば今までは病気の豚が平気で売られていたのかということになり、それらのうちの何割かは日本にも売られていたのではないか、いやそうに違いないと、慄然《りつぜん》としたのだ。

その事件はあまりに特殊なものと位置付けていいのかもしれないが、数え上げたらきりがないほど、その手の事件があることも事実のようだ。日本で報道されるのはそのほんの一部の、そのまた一部程度なので、中国産食品の全容は、なかなか知ることはできない。本来であれば、そのような事件・事故を未然に防ぐというのも、飲食業界で仕事をしている者の責務ではないかと思うのだ。少なくとも、ほかの業界の方々よりは食品に関する情報が数多く入ってくるわけであるから、その情報は開示し、消費者が自分の「食」の選択の一助になるように情報を提供することが必要だと思っている。

20

ハンバーガーは1個28円で作られる

平均原価率20%のファストフード

ファストフードの原価率は、平均すると20%程度といわれている。

左記は、某ハンバーガーショップの商品個別原価率である。

ハンバーガー　100円（売価）　28円（原価）　28%（原価率）
チーズバーガー　120円（売価）　35円（原価）　29%（原価率）
フィッシュバーガー　270円（売価）　41円（原価）　15%（原価率）
チキンナゲット（10個）　520円（売価）　61円（原価）　12%（原価率）
ポテトフライ（M）　250円（売価）　19円（原価）　8%（原価率）

細かな飲食、食品関係の事情など知らなくても、**ハンバーガー1個が28円で作られているということに、なにか疑問を感じる人が多いのではないだろうか？**

そんな疑問を抱いたまま食べる必要などないように思うが、いかがなものだろうか。

100円で売るハンバーガーでも利益が出る構造とは、いったいどういうものだろう。

原料は中国産薬漬け鶏肉

2007年に日本マクドナルドでは、フランチャイズ契約に基づいて営業を行っている店舗が、賞味期限切れの商品を使用して客に提供したということで、食品衛生法違反に問われたことがある。調理日時のラベルを貼り替えていたのだ。

そのマクドナルドが2013年、中国国内で営業している店舗で、**抗生物質や成長ホルモン剤を過剰に投与した鶏肉が使用されており、その鶏肉が日本にも輸入されていた**ことが分かり、一部の消費者の間では大騒ぎになった。この事件は、本来であればもっと報道されてしかるべきだと思うのだが、報道するべきメディアはスポンサーに対して「配慮」があり、まったくといっていいほど報道されなかった。

一部のメディアが、日本マクドナルドに中国の仕入れ先企業名を尋ねても、

「情報は提供できない、心配なら購入を控えてもらうしかない」

と説明責任を無視したような、ごう慢な対応に終始した。

この鶏肉は、**抗生物質や成長ホルモン剤を過剰に投与された薬漬けの鶏肉**で、しかも

病気だったことも分かっている。**中国は世界最大の抗生物質生産・消費国で、その薬品の質も劣悪なうえ、動物に使われている抗生物質の量は日本の3倍を優に超えるという。**鶏肉生産販売で最も有名な中国の企業は、河南大用食品だが、マクドナルドはここから鶏肉を輸入して使用していた。もちろん、マクドナルドはそのことを認めている。そしてこの河南大用食品こそが、病気の鶏肉を食品に転用した疑惑を持たれ、それを報じられていた企業だったのだ。日本における鶏肉生産も、決してよい状態とはいえないが、それでも毎日、1日に2回、抗生物質を飼料に混ぜて投与し、耐性が出るのを防ぐために18種類にも及ぶ抗生物質を、常に変更して与えているという中国とはレベルがまったく違う。

マクドナルドはその会社案内の中で、レストラン・ビジネスの考え方について「クイックサービスレストランとしての最高の店舗体験の提供により、お客様にとって〝お気に入りの食事の場とスタイルであり続けること〟をミッションとします。そしてQSC&V（Quality／品質、Service／サービス、Cleanliness／清潔さ、Value／価値）をレストラン・ビジネスの理念としそのミッションを達成します」

と語っているのがむなしい感じだ。私は強く違和感を覚える。

しかし私は、マクドナルドが自社での中国産食材の使用を認めたうえで、安全性については、消費者が自ら判断するように言っていることにも一部の理があるように思ってしまう。マクドナルドの片棒を担ぐ気がないことをまず先に表明しておくが、よくよく考えてみれば、それはそうだろう。1個100円で売っているハンバーガーや、極端に安い原価で作る鶏肉ミンチのから揚げのようなものに、安全性を求められても困ってしまうというのが本音だろう。しかし、そのことを大っぴらに言えるはずもない。そんなことをしたら、さすがに消費者も黙ってはいないだろうから、

「心配なら購入を控えてもらうしかない」

というやわらかな言い方にしただけだと思う。

これは想像でしかないが、彼らが言いたいことをあえて文字化するとしたら、

「確かに使っている食材はヤバいですよ。でも安いんだからいいでしょ？　安くてしかも高品質でそのうえ安全な食材なんてあると思ってるんですか？　売り上げが落ちたといったってまだ日本の外食産業の中ではダントツのトップだし、メディアにはたく

さんお金をばらまいているから、大きなメディアはこんなこと報じたりしないからね」

とまあ、こういったところだろう。

彼らの思惑通りに、社会においてこの問題はほとんどスルー状態であった。憶えている人は少ないだろうと思う。それくらいのインパクトしかなかった事件だ。事の重大さに比して、情けないほどの反応だが……。

ファストフードの本国アメリカでも叫ばれる危険性

『スーパーサイズ・ミー』（2004年）という映画が話題になったことがあった。この映画はモーガン・スパーロック監督自身が被験者となって、30日間、3食すべてファストフードばかり食べ続けると、人間の体がどうなってしまうのかをつぶさに撮影し続けるという、一種過酷な人体実験ドキュメンタリー映画だった。30日間でスパーロック監督の体重は急激に増え、肝臓などのさまざまな臓器に異常をきたし、医師からは実験の中止を命じられるという事態に至るが、

「アメリカでは学校でもファストフードが出るし、病院にまでファストフード店がある」

ことに、強い疑問を感じ、

「アメリカ人の食生活を少しでも変えることができれば映画を作った意味がある」

という思いから、最後までやり遂げたということである。映画には、監督の捨て身の迫力のようなものが描き出されていたのを憶えている。

また、ロサンゼルス市議会のジャン・ペリー議員は、

「食生活がファストフードに偏っていると、長期的にみて社会が医療費を払う副作用を生む」

と述べ、その危険性を指摘してもいる。これはとても勇気ある発言だと思う。

日本でファストフードを常食している人たちも、決してそれが安全な食べものだなどとは思っていまい。しかし、どの程度危険なのかということにまでは、思いが及ばないのではないだろうか。

ヒヨコがチキンナゲットに……

情報交換を兼ねて飲食業界に携わる友人知人が集まることがあるのだが、その席上で、ある食品コンサルタントが見せてくれたビデオには、ウソでもなく鳥肌が立った。それはアメリカのチキンナゲット製造工場を撮影したものだった。1・5メートルほどもある太いベルトコンベアに無数の生きたヒヨコが乗って流れてくる。ヒヨコたちは、片側に設置されたドラムの中に吸い込まれるように入っていく。それはチキンナゲットが作られる第1の工程だった。ミンチにされたヒヨコにさまざまな添加物が加えられ、機械の中から出てきたときにはピンク色のひき肉の状態になっている。それを成型して冷凍するとチキンナゲットの完成である。これがファストフード店に納品されるという。

ビデオを見終わったとき、そこにいた全員が、まるで凍りついたようになり、一言も発することはなかった。その後、調べてはみたが、この製品が日本に輸入されているのかどうかは確認できなかった。私は、倫理上の問題を言おうとしているのではない。ただ、そこまでして、利益を求めなければならないのはなぜなのかを知りたいのだ。

21

回転ずしのアナゴはウミヘビ、ネギトロはアカマンボウ

元祖・偽装食材!? の回転ずしネタ

怪しげな代用魚を使っている回転ずしで、消費者が知らないからこそ人気があるのが、アナゴだ。真っ当なすし屋に行くと、それなりのお値段を払えばアナゴのにぎりを出してくれるが、回転ずしでそれは無理な話だ。どう考えても採算が合うはずがない。

だから**回転ずしの店は、本物のアナゴは仕入れていない。そういうところで仕入れるのは、アナゴはアナゴでも、マルアナゴというウミヘビの仲間だ。**魚類図鑑などでは、ウナギ目ウミヘビ科となっており、分類上はれっきとしたウミヘビであり、多くは南米・チリ産である。マルアナゴと命名したのは日本の魚類学者だが、どんな思惑があってそう命名したのかさっぱり分からない。ヘビをアナゴと言い換える理由が何だったのか知りたいが、どう考えても理不尽だと思う。ここでも裏でカネが動いたのではないかというのは下衆《げす》の勘繰りであろうか。それはともかくとして、どうしても回転ずしで食べるアナゴの味が好きだというのであれば話は別だが、それと知らずにウミヘビをアナゴと信じて食べてきた方は、お気の毒としか言いようがない。ウミヘビは食べたくないと思った方は、回転ずしでアナゴを食べるのはやめたほうがいい。

捨てられていた魚がエンガワに

エンガワも、回転ずしでは要注意だ。**回転ずしなどの安価なすしチェーン店で、「エンガワ」として出されているのは、ほとんどがカレイ目のカラスガレイ、アブラカレイの2種類だ。**決して「ヒラメのエンガワ」と表示してはいないので、これも、ウソの表示とは言えない。単に「エンガワ」と表示しているだけなので、どんな名前の魚のエンガワであってもエンガワはエンガワなのだから、文句は言えない。価格が安いのは、この2種類はもともと漁師の間ではゴミ扱いで、捨てられていた魚だからなのだが、安手の冷凍食品などの加工食品として使われはじめたことで、売り物になった。これらの魚は、大きいものでは2メートル近くにもなるので、加工賃が乗ったとしても卸値は極端に安い。だから、安価な弁当や安さを売りにしている飲食店などで出てくるわけだ。

真空パックで届くネギトロ

回転ずしのネタで要注意は、まだある。ネギトロだ。ネギトロは、以前はすし屋がマグロをさばいたときに骨の周りについていて包丁では取り切れない身をスプーンなどでこそぎとって、賄いとして食べていた部分である。もとは、その部分を「中落ち」と呼んでいた。その中落ちと、すしネタにならなかったトロの切れ端を合わせてネギを加えたものを「ネギトロ」と言ったのだ。

本来は、本マグロを1本丸ごと買い付ける店だからこそ作れる賄い料理だったのだが、それがいつしか、常連客だけが食べられるような、表に出ないすしネタとなり、徐々にそのことが広まって、表のメニューになり、人気が出たのである。まだネギトロが一般的には知られていなかった頃、ネギトロと細切りのたくあんを巻いた「トロタク」と称する手巻きずしが流行ったことがあった。なじみのすし屋の大将は、そろそろ頃合いかというときに、あいよっ、と言ってこれを出してくる。そのあうんの呼吸がうれしくてまた来ようと思ったものだが、回転ずしにそのようなものを望む人はいるはずもない。

そういうことも含めて、すしという食文化が創り上げられたのだが、回転ずしにあるのは食文化ではないのだから、致し方ないことか。

回転ずし店で使うネギトロは、真空パックで店に届く。その中身はアカマンボウという魚が主だ。このマンボウは伊豆あたりであがる本当のマンボウとは違うもので、身が赤い。**回転ずしのネギトロは、アカマンボウに申し訳程度のマグロの切れ端を足し、食用油、それも安いパーム油が主体だが、それを加え、さらにタンパク加水分解物を加える。あとは着色料で色を付け、粘り気が足りなければ増粘剤や、場合によっては豚の脂を加える。**このことを知っている業界関係者は、そのネギトロを絶対に口にすることはない。法的に取り締まることはできないが。きわめて犯罪に近いと私は思っている。

中耳炎が治らない子どもが増えているのは養殖魚の影響!?

今や、私たちが日常的に食べている魚は、養殖魚が増えている。その中には、かなり危険度の高いものもある。チリ産のサケがいい例だが、**飼育中にエサの中に抗生物質や**

抗菌剤、成長促進剤などが大量に投入されているのだ。こういった薬剤は、それ自体が危険なものだが、さらに危険なのは、それらの薬剤、化学物質が耐性菌を作り出してしまうことだ。万一、人間が耐性菌に侵された場合、緊急の場合にも抗生物質が効かなくなり、生命の危機にさらされることにもなりかねない。

ごく身近な一例としては、最近、子どもたちの中耳炎が非常に治りづらくなっていることが報告されている。考えたくもないことだが、それはもしかしたら、その耐性菌のせいではなかろうかと一部の医療関係者は疑っている。まさか中耳炎くらいでは生死を分かつまでのことには至らないだろうが、この事態がこのまま進んでしまったら、どうなるのか予測もできない恐ろしいことになりかねない。

耐性菌を作り出す可能性がある薬剤が使われているのは養殖魚だけではない。食肉生産現場でも同じように、あるいはそれ以上に使われている。それらを合わせると、私たちはいったいどれくらいの薬剤を摂っているのか、摂らされているのか誰にも分からない。どの食材にそれらの薬剤が含まれているのか、個人差はどの程度あるのか、安全圏はどこなのか、誰も知らないのだ。

報道されない、マグロの恐ろしさ

薬剤とともに、今、医療関係者の間で心配されているのが重金属の問題だ。それも日本のメディアでは取り上げられることが少ない。**マグロやカジキマグロに代表される遠洋で獲れる魚は、重金属によって汚染されている**のだ。福島原発事故による放射能汚染も気になるが、それだけではなく「メチル水銀」による汚染が甚だしいのだ。

メチル水銀は、日本では水俣病の原因物質として知られている化合物で、生物濃縮を受けやすい特徴がある。つまり、捕食ピラミッドの上のほうに位置するマグロなどの大型の魚は、小さな魚に比べてメチル水銀がたまりやすいのである。

日本より摂取量が少ないアメリカでも規制している

アメリカでは、胎児への影響を考え、妊婦などに対して摂取規制がされているにもかかわらず、それよりはるかに多い摂取量である日本では、規制がない。**メチル水銀は胎**

児の脳の発達に大変な悪影響を与えるということが分かっている。しかし厚生労働省も、農林水産省も規制はしない。マーガリンやショートニングなどに含まれるトランス脂肪酸と同じようなことが、ここにもある。

いずれにしても、マグロやカジキマグロなど遠洋で獲れる魚に関しては、国が摂取規制値を定めないのなら自主規制するしか方法がない。男性ももちろんだが、特に若い女性、それも妊娠している方、または、近い将来妊娠する可能性がある方は、絶対に食べないようにしたほうがよい。

外食産業は、これまで健康への影響に関する情報に無頓着で、だからこそ食材とも呼べないような加工を施された材料や危険な食材をふんだんに使い、むしろそれを売り物にしてきた。しかし、消費者が自分たちの食べているものの危険性に気づくときは近い将来、必ず来る。その危険性に気付き、そんな食品にNOを言う人々が増えれば、今のままの外食産業は成立しなくなる。

私たちとその子孫の未来を変えるために大切なのは、NOと言う、意思表示をするということなのだ。

22

7キログラムの新生児が生まれる!?
成長ホルモン剤漬けの中国産野菜

検疫をくぐりぬけて輸入される危険な中国産野菜

外食産業には、原産地表示義務がない。企業側が自ら公表しなければ、食材の仕入れ先は分からないのだ。ファミレスやイタリアン業態など、低価格を競って**チェーン展開している外食産業のほとんどは、中国産の農産物を使用しているというのが、実態だ。**

もう10年以上も前の2002年に、中国産冷凍ホウレンソウから基準を大幅に超える残留農薬が見つかった事件があったが、それ以降も中国産野菜の輸入量は増えている。しかし、スーパーなどでそれを見かける機会は少なく、それらはもっぱら外食産業や、総菜、弁当などの「ナカ食」で消費されているのだ。食品輸入に際しては当然、食品検疫検査が行われるわけだが、実際に検査が行われるのは全輸入量の1割程度だという。要するに9割はスルーしているということだ。

中国産の野菜はなぜ、危険なのか。それには、3つの理由がある。

まず、**栽培する環境の劣悪さ**だ。中国の農業事情は日本とはまったく違う。ゴミが浮き、腐臭さえする川の水を引き込んで、野菜を栽培しているビニールハウスでそれをまくこともいとわない。中国の河川の汚染状況は想像を絶するものがあるが、それだけではなく、中国では地下水も極度に汚染されている。そして日本に飛来するＰＭ２・５のことがよく話題に上るように空気の汚染もひどく、その総合的な汚染が作物に影響を及ぼさないなどということは、考えられない。

そして、劣悪な環境で育つ野菜に追い打ちをかけるのが、農薬だ。いまだに、中国政府が**使用禁止にしているカルボフラン、チメットなど、毒性の強い農薬が製造されて使用されている**。また、発がん性があるといわれている有機リン系殺虫剤メタミドホスや、同じく殺虫剤のアセフェート、イソカルボホス、殺菌剤のトリアジメノールなどが高濃度の残留農薬として検出されている。毒性が強いということで使用が禁止されている農薬がなぜ密造されるかというと、それを買う人がいるからである。また、使用禁止とは言いながら、これだけ市場に出回っているということは、管理体制がずさんであることを表してもいる。そして、それらの禁止農薬をヤミで扱う業者がいるということでもある。

そして何よりも恐ろしいのは、成長ホルモン剤の使用だ。**中国産の野菜には発がん性の疑いが持たれている成長ホルモン剤が使われていて、それを食べているせいか、中国**

で生まれる新生児の体重が異常に増えていることも伝えられている。なんと4キログラムを超える新生児が生まれる確率が1割以上もあるというのだ。2012年2月には、河南省新郷市で7・04キログラムもある新生児が生まれたというから、驚きを通り越して不気味でさえある。**その原因が、野菜の栽培や、肉・魚の飼育に使われている成長促進のためのホルモン剤ではないかという見方がある。**事実だとしたら、恐ろしいことが起こっていると考えなければならないだろう。そして、私たち日本人はそれを対岸の火事のように見ていていいのか。

自国の食品に不安を覚える79%もの中国人

中国の農業の形態はほとんどが小規模農家で、自給自足のために農業をしている人たちも数多くいる。また、耕作可能面積は意外なほど狭く、職業として農業を営んでいる人たちは、生産性を維持確保するために化学肥料と農薬を大量に使わざるを得ないという事情もある。結局、農薬に対する需要は高まることとなる。必然的に、安全性より経済性が優位となり、禁止農薬であっても収穫量が上がるならそれを使用する農家が多数出るということになるのである。それらの農産物が、またその加工品が日本に入ってくるわけだから、きちんと調査をしたら違法農薬も見つかるし、その残留量もけた違いということになるわけだ。ある世論調査によれば、中国食品の安全性に対して96％の日本人が疑問を抱いている。私は、その数字には驚かないが、中国人の79％の人たちも、自国で生産された食品に不安を感じている、ということには驚いた。

中国茶という落とし穴

中国産で危険なのは野菜だけではない。ウーロン茶などの中国茶が健康によいという思い込みで、せっせとそれを飲んでいる人を見かけるが、これは大きな落とし穴のひとつなのである。たしかに、岩茶などの本物の中国茶は効果効能も確かで、味もよい。が、一般に出回っている中国茶のほとんどは、とくに安価なものは、絶対に飲んではいけない。一昨年、中国でもすでに**使用禁止となっている農薬・フィプロニルが、ウーロン茶**

ティーバッグから残留基準値を超えて検出され、製品が回収された。最近のことなので、憶えておいでの方も多かろう。やはり、禁止されている農薬が中国では使われているのである。

また、それ以前にも茶葉から、肝臓などに障害を引き起こし、発がんの恐れがあるとして、日本ではすでに、1971年に使用が禁止されている有害農薬DDT（ジクロロジフェニルトリクロロエタン）や、遺伝子組み換え作物で有名なモンサント社と提携している住友化学株式会社が開発したMEP（フェニトロチオン）が検出されている。MEPは、有機リン系殺虫剤といわれるもののひとつで、摂取すると、倦怠感、頭痛、吐き気、多量発汗、視力減衰、縮瞳などの中毒症状が出る。日本では過去に、千葉県でMEPが混ざった複合剤の散布直後に水田に入った農夫が死亡した事例や、茨城県では、住宅のダニ駆除のために使用したMEP製剤で、一家全員が中毒症状を起こし、5歳の女児が死亡するという事件も発生した。おそらく中国においても、同様のことが起きているだろうということは想像に難くないが、もちろん日本でそのような報道はない。しかし、残留農薬としては、基準値をはるかに超える数値が出ている事実もあるので、用心するに越したことはない。少なくとも私は、信頼のおける中華料理店でない限り、サービスで出てくるお茶を飲むことはない。

中国産農作物・食品との付き合い方とは

日本の食品衛生法では、食品中に合成抗菌剤が含有してはならないことになっている。しかし、中国産の鮮魚（イシモチ）から、この合成抗菌剤・エンロフロキサシンが、1・44ppmという高濃度で検出されたことがあった。これは動物用医薬品として犬や猫、牛、豚、鶏などに投与されるものだ。それがなぜ、水産物であるイシモチに残留しているのか、謎としか言いようがない。

また、同じく合成抗菌剤であるマラカイトグリーンが、4・7ppmというかなりの高濃度でウナギの蒲焼きから検出されたこともあった。10数年前と比べると、格段に品質が上がったという報告もあるにはあるが、現実を見るとそれもかなり疑わしい。

ただし私は、中国産のものすべてが粗悪だといっているわけではない。中国での食料生産にまじめに取り組んでいる日本の食品メーカーや商社が、少数ではあるが存在することも知ってはいる。しかしそれは、あまりにも少数である。そして、中国からやってくる大量の食材のうち、どの食品が安全なものなのか、区別はつかないだろう。私たちが、食の安全ということを基本において、自分たちが食べるものを選択する際に、やはり中国産の食材は避けようと思うのは、致し方のないところだと思う。

外食産業の中には、中国産食材を使用しているかどうかに関しての質問に答えない企業がある。なぜ答えないのかが、私には分からない。使っていることを明確にしたうえで、それでもこれだけのメリットがある、と堂々と申し述べるべきではないか。そして、消費者の選択に委ねるというのが、あるべき姿なのではなかろうか。

私たちは、誰でも食事をする。これまで私たちは、自分が食べるものを深い考えもなしに選んできたのかもしれない。また、食べるものは安全であることが当たり前、という先入観を持っていたのかもしれない。しかし、もはやそれは幻想というしかないだろう。これからは、どのようにしてその食べものが作られているのか、自然のサイクルの中で何が起きているのかを考えていかなければならないのだ。

23

抗生物質まみれのチリ産のサケ。
さらにはあの鮮やかな紅色も
人工合成色素とは……

増加する危険なチリ産のサケ

日本の市場でサケは、最も多く購入されている魚種のひとつだが、当然国内産だけでは間に合わず、また国内産は放射性物質による汚染もあるため、ここ数年は輸入量がかなり増加している。その中でもチリ産は最も多く、輸入量全体の4割を占めている。外食産業でも使われているし、当然のごとくスーパーでも見かける身近な食材である。

国内産のサケはここ数年、漁獲高が減少し続けていたが、東日本大震災以来その数は激減しているといわれている。そんな事情もあって、チリ産のサケはますます出番が多くなっているわけだが、そのチリ産のサケがかなり危険な食材であることをご存じだろうか?

現地での調査によれば、**エサの大量投入による残渣《ざんさ》やし尿などで海自体が汚染され、養殖のサケの皮や粘膜に吸血寄生する「海ジラミ」という虫が発生し、それを退治するための殺虫剤の使用が激増しているのだ。そのほかにも、さまざまなバクテリアやウイルスへの感染対策としての殺菌剤、抗生物質の投与などで安全性が脅かされているとい**

うのが現実なのだ。

もともとチリ付近の海水温は高く、サケ・マスの生息には適していないので、その地域でサケを養殖するとなると、各種病原菌に侵されてしまうことが考えられる。そのため、それを防ぐ手立てとして大量の抗生物質を最初からエサに混ぜて投与せざるを得ないのだ。「エマメクチン安息香酸塩」や「オキシテトラサイクリン」という**抗生物質が使われるのだが、これらがチリ産のサケに、基準値を超えて残留している**。

また、**ダイオキシンなどの有害物質も含んでいる**ことが分かっており、幼児の脳の発達に影響があるのではないかと心配されているのだ。

人工合成色素の危険性

危険な要素はまだある。**チリ産のサケは、鮮やかな紅色をしているが、あれはエサに混ぜ込まれている人工合成色素「アスタキサンチン」の色**なのだ。天然の紅ザケと同じと思ったら大きな間違いだ。

天然のアスタキサンチンは、サケやイクラ、エビ、カニ、オキアミなど海洋性の食品に含まれる赤い色素で、カロテノイドの一種である。ニンジンやカボチャなどに含まれる植物栄養素・ベータカロチンの仲間である。強い抗酸化力があり、抗炎症作用、動脈硬化抑制作用、がん発症抑制作用、糖尿病抑制作用、ストレス抑制作用などが確認されているほか、目、脳、皮膚、肝臓、筋肉など体の各所の組織の機能を高めるといわれている。

天然のアスタキサンチンに毒性はないのだが、**人工のアスタキサンチンを大量に投与することの安全性は確認されていない**。

チリ産のサケは、ファミレスや定食チェーン店、ホテルのバイキングなどでも頻繁に使われ、スーパーでもよく売られている食材である。個人経営店でも、原価を考えれば安価なチリ産が選ばれているかもしれない。

だが、あまり頻繁に、大量に食べることはやめたほうがいいし、子どもたちに食べさせるのは控えたほうがよさそうだ。

24

豚のエサに
コンビニ弁当の残渣を使ったら
頭2つ、しっぽ3本の奇形が続出

新聞報道された、ある養豚農家の怖い体験

数年前のことである。福岡県で最大発行部数を誇る西日本新聞が、「食卓の向こう側」というシリーズの中で、福岡県内の養豚農家で、ある**コンビニの弁当やおにぎりを母豚に毎日3キログラムずつ与えたところ、奇形や死産が相次いでいた**ことが分かったというスクープ記事を掲載した。

その後、この話のことがずっと気にかかっていたが、私は確証をつかむことができないでいた。また、その後この件に関する報道もなかったため、事実はあったとしても、針小棒大気味に取り扱われたのかと、疑いさえ持ちはじめていた。

その記事の掲載から数年経った昨年、まったく同じ話を聞くことになった。

本書の執筆中に、大分県佐伯市を訪れる機会があり、そこで生産者の方々からいろいろな話を聞くうちに養豚の話に及んだときのことだ。驚いたことに、話を聞かせてくれていた農業を営んでいる方の友人で豚を飼って生計を立てていた人が、実際に同じような体験をしたというのだ。

奇形が生まれる⁉ コンビニ弁当

詳しく聞いてみると、その養豚業者の方は、**近所のコンビニから食品残渣をもらい受け、それを飼料にしていたそうである。すると数か月後、豚の出産に異常が出はじめた。まず死産が圧倒的に増え、生まれた子豚に奇形が目立つようになった。**頭が2つあるもの、しっぽが3本あるものなどが生まれ、気味が悪くなったその養豚業者は、コンビニから残渣をもらい受けることをやめた。数か月たつと、その異常事態はなくなり、その後、奇形は生まれなくなったという。しかし、そのときに起こったことのショックから完全に立ち直ることができず、この方は養豚業から手を引いてしまった。

人間でも増えている奇形児出産

話は変わって、私たち人間のことである。**日本における奇形児出産頻度は、**1999年度の調査では1・48%だったのが、2006年に1・80%に、そして2010年には2・31%にまで**上昇している**（日本産婦人科医会先天異常モニタリングより）。

豚の奇形や死産の件、そして人間の奇形児出産頻度が上がっている原因を、すべて食べもののだけのせいにしたくはないが、原因のひとつ、それも決して小さくはないひとつだとはいえるだろう。

私は、この2つの話に暗喩を用いようとしているのではない。現在、コンビニ弁当と豚や人間の奇形に因果関係が認められているわけではない。しかし、コンビニ弁当に含まれる保存料や酸化防止剤、着色料、グルソ……などの添加物、高脂質で濃い味付けに加えてそれら大量の添加物が、影響しているとは考えられないだろうか。

偏りなく調査された結果がないのだから、安全性が確認できないものを提供するのは避けるべきだし、この事実を知った方には避けてもらいたい、と思う。

25

防カビ剤だらけの危険な生レモンを使ったサワー

政治的思惑で認可されるポストハーベスト農薬

農薬の危険性については、これまでもずいぶんといわれてきたことだが、同じ農薬でもポストハーベストに関しては、知らない人が多いようだ。**ポストハーベスト農薬は、輸出の際に収穫後の作物のカビ防止などを目的として使われるもので、果物には大量に噴霧されている。**これが非常に毒性の強いもので、摂取すると**がん、先天異常、アレルギー性疾患、発達障害などを引き起こすことが分かっていて問題視されている**のだが、日本では昨年、新たに2つのポストハーベスト農薬が認められた。なぜ厚生労働省がそれを認めたのかは謎である。

市販のレモンやグレープフルーツなどにはOPP（オルトフェニルフェノール）、TBZ（チアベンダゾール）、IMZ（イマザリル）、DP（ジフェニール）などの防カビ剤の使用が認められているが、そもそも収穫後のポストハーベスト農薬の使用が認められていない日本では、これらの防カビ剤が「食品添加物」として認められている。そこまでして外国（主にアメリカ）の果物を輸入しなければならない理由はないはずだが、そこが「食」がきわめて政治的な思惑で成立しているので厄介なことになる。

身近な防カビ剤使用例

居酒屋で出される生レモンサワーや生グレープフルーツサワーなどの果物は、一部例外（国産の無農薬栽培のもの）を除いてほぼ間違いなく輸入されたものなので、飲まないほうが無難だと私は思うし、聞かれたらそのように答えてもいる。飲食店でステーキやフライものなどに添えられているレモン、それにカフェなどで紅茶に添えられているレモンも使わないほうがいいだろう。

自分の健康はもちろん、未来の世代にまで影響があるかもしれない防カビ剤の怖さを知っている人は、少量であっても、絶対に使わないはずだ。「国が認めているのだから大丈夫」という意見には同調する気になれない。その国に住んでいながらその国の政府がやることを信用できないというのは虚しい限りではあるが、致し方ない。残念なことだが、国に頼れないのであれば、自主的に避けるしかないだろう。

終章

駅前でがく然とした外食事情

先日、仕事で訪れた神奈川県川崎市の川崎駅前周辺を散策する機会があった。200メートルほどあっただろうか、アーケードの商店街は平日の昼間だが、けっこうな人通りだった。左右のお店を眺めながら歩いていると、あることに気付いて悲しくなってきた。そこには全国展開する外食チェーン・コンビニ・カラオケボックス・ドラッグストア・ファッションの専門店が並び、昔からあったであろうお店は花屋をはじめ片手で数えられるほどしかなかったのだ。

外食チェーンに関しては、マクドナルドにファーストキッチン、ケンタッキー・フライド・チキン、大戸屋、日高屋、天下一品、サンマルクカフェ、ドトールコーヒー、カプリチョーザ……。アーケード街の周辺商店街を含めれば、ファストフード、定食屋、中華屋、カフェ、居酒屋、牛丼、回転ずしにファミレスとあらゆるジャンルの数々の外食チェーン店が立ち並ぶ。それ以外の飲食店を探すのが難しいと感じるほどだ。大都市圏のある程度乗降客数の多いターミナル駅なら、どこも同じような状況だろう。古くからあった地元の商店が立ち行かなくなり、そのあとにチェーン店が出店して、その土地の特色を失う代わりににぎやかさを取り戻したのだと思う。地方都市の商店街なら、シャッターが下りたままかもしれない。

ひたすら安価で、さらに深夜まで開いているという多くの外食チェーンの魅力は、これまで繰り返し述べてきたように、素材の調達と人件費というコストを徹底的に低く抑えることで成立している。そして、人々が安さを求めすぎれば、おのずと食の安全性と多様性は脅かされることになる。

そんな、さびしい、そして危ない外食事情が加速する一方で、昨年には皮肉なニュースが報道された。ユネスコ（国連教育科学文化機関）は、日本政府が提案していた「和食=日本人の伝統的な食文化」を世界無形文化遺産へ登録することを決定したのだ。そもそも日本には優れた伝統と文化がある。わけてもそれは「食」の分野において明確に培われ、伝えられてきたという事実はある。

しかし、あまのじゃくのように思われては困るのだが、私はこれにも大いなる疑問を抱いている。

日本政府の提案書の中には、和食の特徴を、

「四季や地理的多様性による新鮮な山海の幸」

「動物性油脂を多用せずバランスよい食事」

「自然の美しさや季節の移ろいをあらわした美しい盛り付け」

「正月や田植えなど年中行事との密接な関わり」

などとしている。ところがその特色が現代日本においてまったくと言っていいほど無視され、食事は欧米化の一途をたどっている。そんな根本的問題があるのに、その解決策は何も提示せず、それでいて自分たちの本来あるべき食生活を「遺産」にしてしまうという考えが解せない。そして、これを中心になって推進している高級料亭こそが食文化を破壊してきた張本人であるのに、今になって「一汁三菜」だの「身土不二」だの「地産地消」だのと言っているのは、おかしいのを通り越して哀れにさえ見えてくる。

日本食の代表を「すき焼き・天ぷら・寿司」であるかのように世界中に誤解させてきたのはどこのどいつだ、と問いたいくらいだ。

日本の食事が素晴らしいものであることを、はじめて世界に知らしめたのは残念ながら日本人ではなかった。1960年代後半、医療費が増大し財政的危機にあったアメリカは、「慢性病と食事の関係性」を調査し、1977年、フォード大統領の時代にその結果がまとまり、発表された。これが「米国の食事目標（Dietary Goals for the United States）」といわれるものであり、別名をこの調査委員会の委員長の名を冠して、マクガバン報告（マクガバンレポートともいう）という。

5000ページにも及ぶといわれるこの報告書の中で、日本食の素晴らしさが紹介されているわけだが、しかし勘違いしてはいけないのは、マクガバンレポートが推奨しているのは「元禄時代以前の日本の食事」だということである。

そのポイントは「精製度の低い食材で食事を組み立てる」というところにあり、じつは、これが最新の栄養学の根幹にもなっているのだ。大切なのは、食事のベースに精製されていない穀物と豆類を置くということであり、その上に多種類の野菜、少量の動物性タンパク質、そして良質な調味料や海藻・きのこ・木の実とトランス化していない油脂類などが加わってはじめて、理想的な食事が実現するわけだ。

今や、それなりに料金を取る、名前だけが一流の料亭では、堂々とグルソ（グルタミン酸ナトリウム）などの化学調味料を使っている。それどころか味付けに白砂糖を使い、平気で白米を客に食べさせる店が和食の象徴のように思われることが、私は残念でならない。料理は時代によって変化するものと理解しているが、最も大事な根幹の部分は変えるべきでないのではないか。

ファストフードやファミレスで出されるものは、食事（ごはん）ではなく食餌（エサ）だ、と私は言い続けてきた。そこには、守るべき伝統も文化もない。あるのは、それを売って儲けさえすればよいという浅ましい根性だけだ。そこで使われている食材がどんなものなのかを見れば、すべてが分かる。なぜ、私たちがそれを食べなければならないのか。それを食べる意味は何なのか。私たちは生きていく基盤が「食」であることを、もう一度思い返さなければならない。

日本の食文化を脅かす低食料自給率と遺伝子組み換え作物

　では、私たちが本当に大切にすべき、立ち返るべき食文化を脅かす障害とは何か。私は、日本の食料自給率39％という事実と遺伝子組み換え作物だと考えている。

　日本の食料自給率39％。この数字には異論があることは承知しているが、どのような考え方をとるにせよ、自給率が低すぎるということは衆目の認めるところだろう。乱暴な言い方だが、カロリーベースだろうが、量目ベースだろうが、金額ベースだろうがそんなものはどうでもいい。それぞれの数値を出している機関の思惑が見え透いて、そのまま信じることさえできないくらいだ。だが、本当の問題は、何らかの理由で海外からの食料輸入がストップしてしまった場合に、日本は国としてどう対応するのか、できるのかということである。最低でも3年は、自国の生産物だけで、国民が飢えずに生き抜くことができるのか、ということだ。3年というのはあくまでもひとつの目安でしかないが、3年あれば体制を立て直し、食料はある程度安定的に供給できるようになるだろうという予測に基づいてのことだ。丸々3年分の食料備蓄が必要と言っているわけではない。現状のまま、海外からの食料輸入がゼロになった場合、半数の人に飢餓が起き命を落とすという予測もある。そうならないためには、カロリーベースで考えるならば、70％以上の食料自給率が望まれるだろう。

民主党政権時代に、ＴＰＰ交渉に参加することを表明した、当時の前原誠司外務大臣は、その正当性を「日本の国内総生産（ＧＤＰ）における第１次産業の割合は１・５％だ。１・５％を守るために98・５％のかなりの部分が犠牲になっているのではないか」と述べた。人間の生の基本である産業をあまりに軽視した、あきれた暴言としか言いようがない。国の産業をカネでしか換算できないような人間が、一国の外務大臣を務めていることの恐ろしさを、そのとき知った。

ふるっているのは、前原は政権が自民党に移った後、衆院予算委員会で安倍晋三総理大臣にこのように質問していることだ。

「民主党政権当時のＴＰＰをめぐる米国との事前交渉において、アメリカ側は、自動車の非関税障壁撤廃やかんぽ生命保険の内容変更などを、日本のＴＰＰ交渉入りの条件として要求していた」

これだけでも十分に驚くに値する発言ではあるが、続けてこう尋ねる。

「このことについてアメリカは、安倍自民党政権に対しても同様の要求をしていることはすでに一部のメディアが報じている。我々（民主党政権）は、あまりに日本に不公平だったので妥協しなかった。安倍政権は妥協して交渉参加表明をすることはないのか」

その質問に対して安倍は、こう答えている。

「交渉していることをいちいち外に出していたら交渉にならない。守るべきは国益だ」

するとさらに恥の上塗りのように、前原は言う。

「本当に国益にかなうのか、（首相が）見切り発車しないためにも言った」

どちらもどちら、レベルの低いやり取りではあるが、そんな条件をつき付けてくるアメリカの戦略的意図がどこにあるのかさえ分かっていないのではないかと思える両者の発言である。そもそも前原は、ＴＰＰ参加に対して賛成なのか反対なのかもよく分からない。自動車の非関税障壁撤廃やかんぽ生命保険の内容変更が条件であるならば、ＴＰＰに参加はしない、ということなのだろうか。このやり取りの中で、両者とも「国益」という言葉を用いているが、何をもって国益と言っているのだろう。

国益を考えれば、TPP参加はあり得ないはずだ。それは、アメリカの戦略的意図を読み取れば、すぐに分かることだ。民主党政権も、もちろんのこと自民党政権も、それを承知のうえでTPP参加に向かっているのだ。つまり国益を無視している。アメリカの意図は、明らかに日本を完全支配すること以外にはない。本丸は、日本に眠る1600兆円ともいわれる、個人金融資産だ。二の丸は何かというと、それが「食」なのである。

日本の食環境は、TPPに参加しようがしまいが、今後数年でますます厳しいものとなる。それは、それほど先の話ではなく、その兆しが表れはじめるところまできている。このことに関して日本政府はまったく無策であり、今後も何も期待はできない。

なぜならばそこには官僚たちが絡んでいるからだ。彼らの頭の構造は理解しがたいものがあり、自分たちが国民の生活と幸福を守るために存在しているのだ、という自覚がまったくない。今後数年の間に、彼らがそのことに気付き、反省し、変更または改善を断行していくとは到底思えない。彼らは一度始めた自分たちの事業を、たとえそれが多くの国民に不利益をもたらすことが分かったとしても、途中でやめることはしない。それは、彼らが国民のために事業を創設し、執り行うのではなく、あくまでも自分の出世と保身のため、一歩譲ったとしても、自分が所属する省庁のためでしかないからである。おかしなところばかりに規制を設け、肝心なところはザルという現状を、外食産業、食品業界に携わったことがある人ならば分かるだろう。もちろんそれは、この業界に限ったことではないはずだ。

食料自給できない国は、国際的圧力と危険にさらされている

よくよく考えてみてほしい。私たちが、これほどまでに安い食べものを追い求めるようになってしまったのはいつの頃からかを。それはデフレが本格化した時期からなのだ。以前から、その傾向が多少あったとはいえ、それはあくまでも一部でしかなかった。では、デフレの前には何があったのか。バブルの崩壊である。その傷跡が完全に治りきらないまま、時を経て、じわじわと私たちの暮らしを締め付けてきたのだ。ではなぜ、バブル崩壊が起きたのか。そこにはさまざまな理由があるが、あえて端的な言い方をする

ならば、政治的選択の過ちでしかない。金融政策の失敗なのだ。あの時期に、もっと先見性のある選択ができていればと、それを考えても致し方ないことも分かったうえで、返す返すも残念でならない。

あのとき、もうすでに、アメリカの戦略は道半ばまで来ていたということだ。考えてみれば、それは戦後すぐに始まっていたのだ。混乱の中、周到なる準備の下に、それは進められていたのだ。小麦と脱脂粉乳にやられてしまったのだ。日本人にパンを食べさせ、牛乳を飲ませるという、日本の伝統そして日本人の健康を破壊してしまう戦略。そこから連綿と続く官僚たちの愚かな選択が、この国を貧しくしてきた。バブル崩壊という名の金融政策の失敗の責任を誰ひとり取らないのはなぜなのか、さっぱり分からない。そう、彼らは責任を取らないのだ。それが彼らの最大の特徴なのである。

であるから、私たちは気付かなければならないのだ。アメリカのある大学教授は授業でこんな教え方をしている。

「食料は軍事的武器と同じ武器であり、直接食べる食料だけでなく、畜産物のエサが重要である。まず、日本に対して、日本で畜産が行われているように見えても、エサをすべて米国から供給すれば、完全にコントロールできる。これを世界に広げていくのが米国の食料戦略だ。そのために農家の子弟には、頑張ってほしい」

また、ジョージ・W・ブッシュ前アメリカ大統領はこんなことを言っている。

「食料自給できない国を想像できるか。それは国際的圧力と危険にさらされている国だ」

「食料自給は国家安全保障の問題であり、それが常に保障されているアメリカはありがたい」

そして、こうも言っている。

「アメリカ国民の健康を確保するために輸入食肉に頼らなくていいのはなんとありがたいことか」

自国の食料は自国で賄うということが世界の常識であることを、私たちはしっかりと認識すべきなのである。まあ、抗生物質まみれの肉が自給できてどうする、という突っ込みも可能ではあるが。

自給率が低ければ、おのずと食料の大部分を輸入に頼らざるを得ない。そしてＴＰＰ

参加でさらに注意すべき存在が、遺伝子組み換え作物である。

農業を悩ます表土の流出と水資源不足

いま、土に異変が起きていることをご存じだろうか。じつは、これが世界的に深刻な問題となっているのだ。

各地で集中的に多量の雨が降ると、植えている作物に被害が出るのみならず、畑の表土が流されてしまう。そしてそこではもう、作物はできなくなってしまう。そのような地域が地球上にどんどん増えている。この表土の流出以外にも、水源の枯渇と汚染、森林資源の枯渇、塩害、砂漠化などなど、土に関する重大、かつ深刻な問題は挙げればきりがないほどだ。これは、食糧安全保障という観点から見ても非常に憂慮すべきことである。

そもそも表土の形成には、膨大な、気の遠くなるような年月が必要だ。1センチメートルの表土が形成されるためには200～300年が必要だといわれ、30センチメートルの表土となると6000～9000年もの歳月が必要だといわれている。この表土が、健全な農業を営んでいくのに不可欠なことは誰にだって分かることだ。その大切な表土が疲弊し、乾燥し、喪失していっている。これは大量の化学肥料と農薬を使用したために、地表から3～5センチメートルの土が浮いたような状態になっていることが大きな原因である。

大規模農業の典型であるアメリカでは、大雨の後、中西部から南部に流れるミシシッピ川の色が変わった、といわれるほどに表土が流出している。ミネソタ州を源流とし、ウィスコンシン州、アイオワ州、イリノイ州、ミズーリ州、ケンタッキー州、アーカンソー州、テネシー州、ミシシッピ州、ルイジアナ州と、計10州を流れてメキシコ湾に注ぐ全長3779キロメートルの、アメリカ合衆国最大の川でそんなことが起きている。

アメリカ産のトウモロコシの88％は遺伝子組み換え作物なのだが、トウモロコシは土壌浸食を起こしやすく、しかも殺虫剤、除草剤、肥料などを最も多量に必要とする作物でもある。したがって、トウモロコシを栽培する畑に大雨が降ったりすると、ほかの作物を栽培する以上に大量の表土が失われてしまうのだ。

それどころか、世界中の全耕作地の3分の1、あるいはそれ以上の土地で、新しい土壌が形成されるための自然回復が起きるよりも速い速度で、表土が失われている。つまり、私たちが栽培によって自然から搾取しているサイクルが、自然の回復速度よりも速すぎるのだ。また、世界の灌漑農地約3億ヘクタールのうち、すでにその3分の1で塩害が出ている。塩害が出てしまうと、ほとんどの作物は栽培できない。世界的規模で土壌の劣化が進行し、それに伴って、生産力が低下しているのだ。

アメリカ、オーストラリア、中国などでは水資源不足が深刻化しているが、これを報じる日本のメディアは少ない。おそらく、この事態の深刻さが理解できないのだろう。今後50年以内に、アマゾンの熱帯雨林の半分以上が砂漠化するという予測もあり、信じたくはないのだが、私はこれには、信憑性があると思っている。もし、本当に、これが現実に起こると、人類は間違いなく破滅する。異常気象が今とは比較にならない規模で私たちを襲うことになるだろうし、当然、作物の収量は格段に落ちることになる。それでなくても、毎年1年間に約600万ヘクタールの農地が砂漠化しているのだ。これは、日本の全耕作面積を超える広さである。

農業を取り戻す方法

　では、これを食い止める手立てはあるのか。答えはＹＥＳだ。農業を、本来あったやり方に戻せばいいだけだ。そんなことを簡単に言ってくれるなという批判の声が聞こえてきそうだが、私は、何も考えずに発言しているわけではない。この本の最後は、その話をして締めくくろう。

　遺伝子組み換えを推進している連中は、当初そのメリットを強調していた。

・遺伝子組み換え技術は伝統的な品種改良の延長線上にあり、その精度を高めた安全な技術だ
・遺伝子組み換え作物を栽培するにあたっては除草剤をたった1回だけ使用すればよい
・遺伝子組み換え作物は殺虫剤を使用しなくてよい
・栽培の手間が省けて収量も増えるので農家の利益も増大する
・将来的には遺伝子組み換え食品の持つ栄養価も高くなる

　などと主張していたのだが、実際には、遺伝子組み換え作物を作っている農家は除草

剤を多量にまいている。そして、殺虫剤も使わざるを得ないという。それだけではなく、農薬や殺虫剤でも駆除できない雑草や害虫が蔓延《はびこ》りだしたので、さらに強力な効きめのある農薬や殺虫剤を使ったが、効果はなかった。自然界が薬品に対して耐性を持ちはじめたということだ。しかし、このことは、はじめから分かっていたことでもある。

その研究結果を発表し、遺伝子組み換え作物の栽培に警鐘を鳴らしていた学者も多数いたのだ。しかし、その人たちは学界で無視され続け、研究費も続かず、発言の機会もなくなっていった。それはそうだろう、遺伝子組み換え作物の栽培が危険であるということを訴えても、誰も儲かるわけではないのだから。逆に、真実ではなかったとしても、遺伝子組み換え作物は安全だ、という研究結果（捏造であっても）を発表すれば、遺伝子組み換え作物の栽培を推進している企業からは、研究費が出る。

結果的に、遺伝子組み換え農業は表土の流出にも一役も二役も買っていることになるのだが、モンサント社をはじめとする遺伝子組み換え作物推進派は、反対意見を唱える学者や技術者をメディアを使って徹底的に排除してきた。遺伝子組み換えに反対してきたのは、分子生物学を理解している学者たちで、彼らの主張はこうだ。

「遺伝子は高度に構造化されており、その配列はきわめて精緻なものである。集合体として相互に影響し合い、協力し合いながら、互いの働きを制御し、調和を保っているものである」

きわめて分かりやすい。だから結論として、人為的にそれを操作してもダメだ、ということなのである。要するに、遺伝子を組み換えても、ゆくゆくはその機能が破綻するだけだ、と言っている。また、このようなことも述べている。

「遺伝子組み換えをすると遺伝子が突然変異を起こす。作物の中でカウントできないほどの変化が起き、自然界に広範囲に悪影響を及ぼし、それを食べたものにも同様の悪影響を及ぼすことになる」

私は、ごく冷静に見て、真っ当な意見だと思うのだが、このような遺伝子組み換え反対派の意見はすべて消されてしまった。

マクドナルドの経営陣は自分たちを飲食業だとは思っていなくて不動産業だと言っているが、同じように、遺伝子組み換えの研究をしている連中は、自分たちを農業関係者だと思ってはいない。実際に、作物を作る農業者とは縁もゆかりもない人たちだ。彼らは、自分たちが農業に関わっているなどとは露ほども思っていないし、そんなことを考えながら研究している人などひとりもいない。研究者にしてみれば、ただその研究をして、成果が製品化されたものがたまたま農業分野だったというだけだ。遺伝子組み換えという技術を使って、食料で世界を支配しようと企む連中が、その人たちを雇った、というだけのことだ。

私たちが、遺伝子組み換え食品を選択して食べる、または選択しないで無意識的だったとしても、それを食べるということは、それに加担することになってしまう。自分たちが食べるものを、農業に携わる人ではなく、研究者または技術者およびその集団に委ねることになってしまうわけだ。私自身は、農家が作った米と野菜を食べたい、という素朴な、そして純粋な思いがある。だから、遺伝子組み換え作物、あるいはそれを使った食品は、可能な限り避けている。

遺伝子組み換え作物を生産すれば収量が上がる、というのも真っ赤なウソで、それまで農家が作っていたものと収量としては大差ない。品種によっては、従来のものより収量が落ちるものさえあるといわれている。

遺伝子組み換え作物がもたらす未来

では、遺伝子組み換え作物にどんなメリットがあるのか。生産者にも消費者にもメリットは何もない。モンサント社をはじめとする遺伝子組み換え推進企業のほかには、どこにもメリットをもたらすことはない。そのモンサント社も遺伝子組み換え食品の危険性は承知しているらしく、自分たちの社員食堂では、遺伝子組み換え食品の使用を禁じている。

大変残念なこと、と言うほかないのだが、私たちが住むこの日本には、大量の遺伝子組み換え作物が輸入され、さまざまな加工食品として消費者の手に渡っている。これは国民の健康よりも、遺伝子組み換えを推進する企業の利益を優先していることにほかならない。そして、それらの企業からカネをもらっているメディアは、逆らうことができないので、報道することもできないのだ。企業側に有利な情報しか目にしなかったら、普通の消費者は、それが正しいと思ってしまうのは当然のことだ。その、正しいと思ってしまった大勢の人たちが製品を買ったことで莫大な利益を得てきた企業は今や、政府までをも支配している。国が株式会社化している。国が私物化されているのだ。

では、私たちに何ができるのかというと、注意深く、自分たちが購入する食品を見極めることだ。そのような製品を買ってしまうことは、彼らに賛意を表することだ。繰り返すが、アメリカで生産されているトウモロコシの88％は遺伝子組み換えである。日本のトウモロコシの輸入量は、年間１６００万トン。このほとんどがアメリカから来ている。そのトウモロコシはオイルになったり、コーンスターチになったり、お菓子の原材料になったりして私たちの口に入っているのだ。それは莫大な量なのだが、日本の消費者の中に、自分たちが遺伝子組み換え食品を食べているという認識はほとんどないのだろうと思う。

それはきちんと表示がなされていないからである。これは偽装にはならない。バナメイエビを芝海老というのは偽装だが、遺伝子組み換え作物を原材料として使っても、それを表示しないのは偽装ではない。はたして、どちらが消費者にデメリットがあるのか。日本の消費者は、情報が行き届きさえすれば、自分たちが食べるものに関して敏感に反応する。だから、遺伝子組み換え食品が使われていることが分かれば、購入を控える人が確実に増えることが分かっている。

　したがって、メーカーは、分からないようにして販売している。トウモロコシを使った菓子類は、かなりの品目数になる。トウモロコシだけではなく、アメリカで作られている大豆の93％はすでに遺伝子組み換えになっている。それらは、日本に輸入された後、オイルや醤油、味噌などの大豆加工製品になって販売される。日本ではそのほかにも、すでに流通が許されている遺伝子組み換え食品や飼料用原料が190品目もあるのだ。遺伝子組み換え食品を摂取したくない消費者は、これらを注意深く見て購買を控えるようにしなければならない。スーパーなどで売っているサラダ油などの食用油や醤油は気を付けて原材料を確認したほうがいい。「遺伝子組み換えでない」と表示してある納豆でも、付属のタレは危ないかもしれない。

　私たちが思っているよりずっと巧妙に、遺伝子組み換え食品は私たちの生活に入り込んできているのだ。

　それらがすべて、きちんと管理されているわけではないということが露呈した事件が最近あった。ペットフード用に輸入された遺伝子組み換えパパイヤが、人間の食用として販売されていたのだ。このパパイヤの安全性に関しては一切審査されていない。それが市場に出回っていたのだ。このようなことが、パパイヤ以外に絶対にない、と言える人はいないはずだ。私は、同様のことが山ほどあるに違いないと思っている。

TPP参加で受ける大打撃

そして日本が、TPP参加後は、この動きは加速することはあっても絶対に減速はしないと断言できる。なぜならば、それはTPPの本来の目的のひとつだからである。遺伝子組み換え食品は、TPP交渉においても重要課題となっているのだが、最終的にはアメリカの思惑通りになる。そして遺伝子組み換え食品の表示義務化はなされない。遺伝子組み換え食品の生産および輸出大国であるアメリカが、ここを譲ることはない。このことはおそらく、日本がTPP交渉に入るための条件だったはずだ。自動車の非関税障壁撤廃やかんぽ生命保険の内容変更など以前の条件だろう。遺伝子組み換え食品を日本に輸入させせなかったら、この分野でのアメリカのメリットはなくなるに等しい。確実にアメリカの言う通りにさせられるだろう。

それによって、日本の農業は壊滅的打撃を受けることとなり、アメリカの、というかアメリカに会社があるだけというういわゆるグローバル企業群が、情け容赦もなく日本に進出してくることとなる。地域性を重んじる日本の本来の農業や、それに関連するさまざまな条例、また遺伝子組み換え作物の栽培を禁ずる法律などは自由な競争を阻害する、という理由によって世界銀行傘下の国際投資紛争解決センター（ＩＣＳＩＤ）に持ち込まれて、日本は当然ながら、敗訴することになる。そして、自然の営みから離反する遺伝子組み換え作物が日本で生産される日が来ることになる。

そして、私たちが依然として外食産業に低価格のみを求めるとすれば、そこにはさらに大きな遺伝子組み換え作物へのニーズが生じてしまうことになるのだ。

人間は生き物で、自然の一部だから、自然のもの、またはそれに限りなく近いものを食べることが、最も効率がよいのだ。食品の加工度が上がれば上がるほど、自然からは遠ざかることになり、それだけ体にとっては負担が大きくなる。ましてや、原材料に遺伝子組み換え作物が使われれば、体の負担はより大きくなることは自明の理だろう。そして、食物生産のために自然を破壊することは、何重にも罪深いことである。本来であればそれは犯罪だ。ただ、それを裁く法整備がなされていないというだけだ。人間としての、生き物としての良心に照らしてみれば、それが犯罪だということはすぐに分かるはずだ。

また、地球上にはさまざまな食文化があり、ライフスタイルがある。それぞれに成り立ちに意味があり、定着した理由もあるはずだ。どちらが優っていて、どちらが劣っているということはない。すべてに深い意味があるのだ。自分たちの文化を大切にするからこそ、他国の、他民族の、そして他の地域の文化を大切にすることができる。しかし、もともとある地域にあって、別の地域で花開いて受け入れられた文化もたくさんある。カレーライスは今や、日本のソウルフードとまでいわれ、日本特有の食文化に発展したが、ご承知のように、もとをただせばインドの人たちの日常食であるし、スパゲティは言わずと知れたイタリアのパスタの一種が日本独特の料理に姿かたちを変えて定着したものだ。ラーメンしかり、サンドイッチしかり、ピザもまたしかりである。日本の寿司も、日本にあったときには考え付きもしなかったような具材までが寿司ネタとなり、発想力豊かなはずの日本人でさえ思いもよらなかった食べ方で、世界中の人たちに受け入れられようとしている。

同じように、日本にはまだまだ世界に向けて、胸を張って発信できる素晴らしい料理法、食べ方があるのだ。それは今、現に、提供されている外食や中食のうちにもある。外食産業や食品業界は、今ある仕組みを少しだけカスタマイズしただけで、十分に世界に通用するシステムを築き上げることができるはずだ。それが難しかったのは、これまでの外食産業、食品業界が「農」との密着度を薄めてきてしまったことだ。しかしそれとて、国が第1次産業はなくなってもいい、食料はすべて海外からの輸入で事足りるという、今思えば、愚かな間違った方向に舵を切ってしまったがために、盲目的にそれに倣ったというだけのことかもしれない。一朝一夕とはいかないだろうが、確実に修正できることだと思う。

おいしいものをいただいたときに感じる幸福感は、何ものにも代えがたいものがある。家族や親しい友人たちと囲む食卓は、人生の幸福の象徴のようなものだ。それは国が違っても、民族が違っても、階級が違っても、誰しもが感じるものだ。なぜならばそのことは、人間の本能に根差しているからだ。人間は、そういう存在なのである。ひとりでは生きていくことができない。人間は自然界の中ではとても弱い存在だ。それを克服するために集団を形成する。小さな集団が、それぞれの生命を守るための争いを繰り返すうちに、その争いが拡大してきてしまった。それは近代において大変顕著になってきた。しかし、もう今や、その争いごとの必要がなくなっていることに気付かなければならない。私たちはもう、他の国々を、他の民族を、またその文化を否定する必要さえない。

じつは私たちは、地球規模で考えても、今持っている食料生産能力で全需要を十分に賄えるのだ。ただし、それには条件がある。その第一は、肉食の比率を下げることだ。それが可能であることは、現代の最新の栄養学が立証した。あとは私たち自身がその小さな決断を下すだけなのである。そのことでの個人的リスクはまったくのゼロである。それどころか、これまで肉食過多だった人たちには、健康という恩恵が与えられる。

そんなことはできない、と言って簡単に片付けてしまうことはやめよう。できる方法を考え出せばいいだけだから。これまで「食」のプロとして業界に携わってきた人たちは、今後、その方向に向かうべきだ。それこそがプロの仕事だ。日本の食文化を守りながら、新しいシステムを組み、健康的な食事のスタイルを確立させる。それが望まれていることなのである。それを成し遂げることができないならば、この国は食の崩壊から逃れることはできない。

その命運を握っているのが、ほかでもない、外食産業、食品業界に身を置く人たちなのだ。だから、グローバル企業や化学メジャーのお先棒を担いだり、丸め込まれてしまってはいけないのだ。日本は、40年後には人口が、7000万になるといわれている。それはちょうど昭和のはじめ頃の人口である。その頃の食料自給率は90％近かったと考えられている。1965年でも73％の自給率だったのだ。そのときの第1次産業の就業比率は25％。つまり4人に1人は農業や水産業で働いていたことになる。

これからの日本は、人口減少が続いていく。考えなくても分かることは、きちんと農業が行われれば、私たちは海外から食料を調達しなくてもよくなるのだ。農業技術はここ数十年で格段の進歩を遂げている。これは同じ収量を求めるのに、以前ほどの農業従事者を必要としないということでもある。それだけを考えても、海外からの輸入食料に頼る必要がないことが分かるだろう。もう一段、考えを深めるならば、今でも飽和状態の外食産業、食品業界は国内に活路を見いだすことが難しくなる、ということなのだ。だから、日本の高い技術を海外に輸出することが必要なのだ。

本当に「うまいもの」は、農と食が融合したところにある。そのキーを握っているのが、農業に携わる人たちと、食に携わる人たちで、その人たちが真実に気付くことが何より重要なことだと思っている。そして農と食に従事する人たちのコラボレーションが重要になってくる。キーワードはネットワークである。農・漁業関係者、畜産・乳製品関連、大食品メーカー、中小食品メーカー、外食産業、小規模飲食店、食品小売業、調理師、そして栄養士、そのほかにも「食」でつながる人たちの数は、今考えられているよりずっと多いはずだ。それは当然なのである。「食」は人間が生きていくために何より大切な、最も重要なファクターなのだから。

じつは怖い外食

サラリーマンランチ・ファミリー外食に潜む25の危険

著者　南 清貴

2014年3月25日　初版発行
2014年10月25日　7版発行

南 清貴（みなみ・きよたか）
1952年、東京都生まれ。フードプロデューサー。国際食学協会名誉理事長。舞台演出の勉強の一環として整体を学んだことをきっかけに、体と食の関係の重要さに気付き、栄養学を徹底的に学ぶ。'95～2005年、東京・代々木上原にレストラン「キヨズキッチン」を開業。最新の栄養学を料理の中心に据え、自然食やマクロビオティックとは一線を画した創作料理を考案・提供し、業界やマスコミから注目を浴びる。以降、「ナチュラルエイジング」をキーワードに、全国のレストランやカフェなどの業態開発、企業内社員食堂やクリニック、ホテル、スパなどのフードメニュー開発に力を注ぐ。「農」に密着した暮らしをするため、'11年5月より岐阜県での活動を開始。著書に『食のモノサシを変える生き方』（講談社）、『じつは危ない食べもの』『じつは体に悪い19の食習慣』（ともにワニブックス【PLUS】新書）などがある。

発行者　佐藤俊彦
発行所　株式会社ワニ・プラス
〒150-8482
東京都渋谷区恵比寿4-4-9えびす大黒ビル7F
電話　03-5449-2171（編集）
発売元　株式会社ワニブックス
〒150-8482
東京都渋谷区恵比寿4-4-9えびす大黒ビル
電話　03-5449-2711（代表）
装丁　橘田浩志（アティック）
小栗山雄司
DTP　平林弘子
印刷・製本所　大日本印刷株式会社

ISBN 978-4-8470-6068-7
ワニブックス【PLUS】新書HP　http://www.wani-shinsho.com